精神病理学（第二版）

主编

喻东山　江苏省南京医科大学附属脑科医院
张　智　山东省滕州市精神中心
周立发　山东省青州荣军医院

副主编

陈淑玲　江苏省常州市金坛区第二人民医院
高伟博　山东省潍坊市精神卫生中心
柳绪珍　江苏省南京医科大学附属脑科医院
宋　博　山东省聊城市第四人民医院
余　琳　河南省医药卫生学校附属医院
苏海陵　辽宁省锦州康宁医院

编委（按汉语拼音排序）

储文革　安徽省铜陵市第三人民医院
方向明　湖北省武汉市优抚医院
丰兵兵　山东省潍坊市精神卫生中心
冯文考　河北省大名县精神病医院
宫秀杰　山东省潍坊市昌邑市精神卫生中心
何　斌　江西省精神病院
刘　伟　山西省临汾市荣军康复医院
黄朝阳　山西省稷山县精神病院
吕成荣　江苏省监狱管理局精神病院
孙红立　山东省潍坊市精神卫生中心
孙振晓　山东省临沂市精神卫生中心
孙仲礼　上海市嘉定区精神卫生中心
王旭光　山东省潍坊市精神卫生中心
魏绪华　山东省聊城市第四人民医院
武福增　河北省大名县精神病医院
徐亚秋　江苏省南京医科大学附属脑科医院
张吉柱　山东省潍坊市精神卫生中心
赵建军　山东省潍坊市精神卫生中心
赵永红　山东省潍坊市精神卫生中心

江苏凤凰科学技术出版社 · 南京

图书在版编目（CIP）数据

精神病理学 / 喻东山，张智，周立发主编. — 2 版
. —南京：江苏凤凰科学技术出版社，2023.5(2024.3 重印)
　　ISBN 978 - 7 - 5713 - 3295 - 2

　　Ⅰ. ①精…　Ⅱ. ①喻…　②张…　③周…　Ⅲ. ①精神病
—病理学　Ⅳ. ①R749.02

中国版本图书馆 CIP 数据核字(2022)第 210910 号

精神病理学

主　　　　编	喻东山　张　智　周立发
责 任 编 辑	刘玉锋
责 任 校 对	仲　敏
责 任 监 制	刘　钧

出 版 发 行	江苏凤凰科学技术出版社
出版社地址	南京市湖南路 1 号 A 楼，邮编：210009
出版社网址	http://www.pspress.cn
照　　　排	南京紫藤制版印务中心
印　　　刷	南京紫隆印务有限公司

开　　　本	890 mm×1 240 mm　1/32
印　　　张	7.75
字　　　数	320 000
版　　　次	2023 年 5 月第 2 版
印　　　次	2024 年 3 月第 2 次印刷

| 标 准 书 号 | ISBN　978 - 7 - 5713 - 3295 - 2 |
| 定　　　价 | 58.00 元 |

第二版前言

精神病学有三个重点：一是精神病症状学，供症状识别；二是通过症状得出诊断；三是精神药理学，供临床治疗。其中的精神病症状学，在沈渔邨主编的《精神病学》中称"精神病理学"，作为一章叙述，篇幅不长，约一万五千字。

精神科医生要通过典型的例子去识别临床上各种不典型的病例，难度很大，易漏诊或误诊。且精神症状种类较多，同一症状有个性，不同症状有共性，同一症状还有轻重之分，同一症状可见于不同疾病，同一疾病可有多种症状，故许多精神科医生即使对症状的名称和概念熟悉，但临床判断时还是会出错，从理论到应用会有很大差距，这是精神科医生临床工作的一个难点。本书是专述精神病症状学的工具书，目的是帮助精神科医生拉近精神症状从定义到实战的距离。

《精神病理学》（第一版）曾受到读者的错爱。五年后，我们完成了《精神病理学》（第二版）。第二版对第一版进行了内容更新，补充了潜意识理论，用以解释大部分精神症状。本书从感觉、知觉、思维、注意、记忆、智能、情感、意志和意向行为九个方面，阐述精神症状的概念、机制和起始治疗方案，对意识障碍进行了扩充，以降低其识别难度、提高检出率，以利精准治疗。

读者在阅读本书后，如有相关学术问题要商讨，可通过电子邮箱yds1960@163.com联系我；如想听精神病症状学的课程，也可通过该邮箱，联系购买精神病症状学的教学视频。

南京医科大学附属脑科医院 喻东山

二〇二三年一月二日于南京东郊

目 录
C O N T E N T S

第一章　感　觉

　　本书常用到意识分层的概念，这里先做一介绍。意识分为意识、前意识、潜意识、超意识四层。

　　1. 意识：就是清晰的感知，包括意识基层和意识上层。意识基层是心境平静的清晰感知，例如，你在做中等难度的数学题时；意识上层是心情愉快且精力充沛的清晰感知，时有灵感闪现，例如，平时对你有难度的奥数题，这会儿你却能想出解题办法。

　　2. 前意识：就是模糊的感知，包括前意识浅层和前意识深层。前意识浅层是感知事物虽模糊，但尚能达知觉水平，就像近视眼的人不戴眼镜看夜市那样，有些朦胧；前意识深层是感知事物模糊到仅达感觉水平，只能感知到"有"或"无"，就像视力下降到只能看见"指数"或"光感"的水平。

　　3. 潜意识：就是完全感知不到的心理活动，包括潜意识浅层和潜意识深层。潜意识浅层的联想一旦苏醒，个体承认那是自己的心理活动；而潜意识深层的联想一旦苏醒，个体否认那是自己的心理活动。

　　4. 超意识：是对感知到的心理活动感到刺激，伴有烦躁感和不愉快感；此时的中枢神经处于过度警醒状态。当超意识受到进一步刺激时，皮质无法再进一步警醒，转而进入保护性抑制，折回到前意识或潜意识状态，即进入后超意识状态。

　　意识分层的概括见表 1-1。

表 1-1　意识分层的概括

意识分层	分级	定义
意识	意识基层	是清晰的感知,心境平静
	意识上层	感知比平常更清晰,心情振奋
前意识	前意识浅层	模糊的达知觉水平
	前意识深层	模糊到感觉水平,只能感受到"有"或"无"
潜意识	潜意识浅层	一旦苏醒,个体承认那是自己的心理活动
	潜意识深层	一旦苏醒,个体否认那是自己的心理活动
超意识		对感知感到刺激,以致烦躁和不愉快
后超意识		超意识进一步兴奋,又折回到前意识或潜意识状态

感觉是对事物个别属性(例如声响、光、尿意)的认识。感觉障碍包括感觉增强、感觉减退、感觉消失、感觉倒错和内感性不适。

一、感觉增强

(一)概念和不适反应

1. 概念:感觉增强是对事物个别属性的感受性过强,以致感到不适。常见有听觉增强(对普通的声响感到刺耳,或有惊跳反应)、视觉增强(对普通的光线感到刺眼)、神经性尿频(无尿路疾病,膀胱一有少量尿液,就明显感到尿意,以致频繁如厕),次常见有触觉增强(正常人能耐受的触觉刺激,病人却耐受不了,例如,戴眼镜总觉得眼镜架不合适)、嗅觉增强(正常人能耐受的气味病人却耐受不了,例如,对洗发精气味和公共场合的烟味不能忍受)、其他内感受性增强(例如,睡前躺下能听到怦怦的心跳声)。

2. 不适反应:听觉增强病人因嫌吵而戴耳塞,避免去嘈杂环境;视觉增强因嫌光刺眼会戴墨镜、戴长舌帽、拉窗帘,看电脑或手机时把亮度调低;神经性尿频病人入睡前会多次如厕解小便;触觉增强病人会感到眼镜架压鼻梁不适而频繁更换眼镜架,入睡时穿内衣、内裤感到不适而裸卧。

(二)机制

1. 皮质过度警醒:当疲劳时,前额皮质功能减退,皮质-丘脑的

N-甲基-D-天门冬氨酸通路抑制丘脑的感觉阀门功能减退,丘脑的感觉阀门开大,过多的感觉信号经此进入皮质,皮质过度警醒,进入超意识状态,引起感觉增强。服用拟去甲肾上腺素能药物(如氟西汀、文拉法辛、度洛西汀)、拟多巴胺能药物(如安非他酮、拉莫三嗪、阿立哌唑、舒必利)也可导致皮质过度警醒,引起感觉增强。

2. 皮质过度警醒的伴发症状:皮质过度警醒不仅可引起感觉增强,而且可引起焦虑、激惹、失眠,故感觉增强病人常伴有焦虑、激惹、失眠。

(三) 鉴别

听觉增强是外界确有响声,只是病人听得刺耳。幻听是外界没有声音,病人却听到声音。例如,一位病人住在临街的房间里,觉得警察在他家附近安装了扩音器,把街上的嘈杂声放大,来吵他,这是对听觉增强的妄想性解释;如果街上没有声音,他却听到街上很嘈杂,这是幻听。

(四)治疗

用苯二氮䓬类药物降低皮质警醒,可改善感觉增强。例如,氯硝西泮 0.5 mg/早,0.5 mg/晚。

二、感觉减退和感觉消失

(一) 感觉减退

1. 概念:感觉减退是对事物的个别属性感受性减退,包括听觉减退(例如,听人说话声音变远)、视觉减退(例如,看事物亮度下降,继之看不清)、嗅觉减退(例如,闻到八四消毒液的味道变弱,认为是假货)、味觉减退(例如,吃所有食品的味道都是一样的)、痛觉减退(例如,对身体的痛觉不敏感)、触觉减退(例如,摸自己的身体像是隔了一层很厚的膜一样)、深感觉减退(例如,走路有踩棉花感)。

2. 机制:感觉减退是感觉处于前意识浅层或深层状态,导致对事物的个别属性感受不清晰、迟钝。

(二) 感觉消失

1. 概念:感觉消失是对事物的个别属性感受性消失,是感觉减退的重症形式。包括听觉消失(如癔症性失聪)、视觉消失(如癔症性失明)、嗅觉消失(如抽烟没有烟草的刺激感)、味觉消失(如吃东西没有尝到味道)、痛觉消失(如开水烫了手,也不感到痛)、触觉消失(如用手触摸自己的肢体,感觉不到是自己的肢体)、深感觉消失(如感到自己身体很轻,好像感觉不到自己的存在)、内感受性消失(感觉不到疲倦、尿意、饥渴、饱胀)。

2. 其描述难以听懂:当躯体的深浅感觉一起消失时,则体会不到自我躯体的存在,病人诉:"我是空气";"空气可以从我的身体里自由穿过";"我就是个魂魄";"我的意念飘在天空中"。

3. 机制:感觉消失是感觉沉入潜意识浅层之故。在潜意识浅层,这些感觉依然完整,能驱动或协助病人完成相应行为。例如,病人虽感觉不到尿意,但却知道去厕所小便。癔症病人虽说看不见、听不见,但妈妈说"你帮我去拿张纸巾",病人就去拿来了。

(三)诱发因素

1. 应激:当应激时,会过度激动扣带回前部和额叶皮质眶部,以综合情感,这两处的激动能阻断感觉皮质活性,导致感觉减退或感觉消失(例如,气得全身发麻、在激烈搏斗中对痛觉感受减退)。

2. 催眠相:当朦胧入睡时,感觉减退或感觉消失,此时人感到身体变轻,有漂浮感。

3. 疲劳:下午或晚上脑疲劳,感觉减退或感觉消失加重。

(四)治疗

感觉减退和感觉消失多见于癔症的转换性障碍和躯体人格解体。如为癔症的转换性障碍,用抗焦虑治疗,例如,帕罗西汀起始量20 mg/早,氯硝西泮起始量0.5 mg/早,1 mg/晚。躯体人格解体如是人格解体障碍引起,可选用氯硝西泮起始量0.5 mg/早,0.5 mg/晚,或拉莫三嗪起始量25 mg/早;如是阻滞性抑郁引起,可选用文拉法辛缓释剂起始量75 mg/早(治疗单相抑郁),鲁拉西酮起始量20 mg/晚饭后即服或阿立哌唑起始量5 mg/早(治疗双相抑郁)。

三、感觉倒错

(一)概念

感觉倒错是病人对外界刺激引起的感受与常人相反(倒)或不同

（错），如冷刺激引起热感觉（倒），以棉球触碰皮肤引起麻木感（错）。见于癔症的转换性障碍。

（二）机制

癔症发作时中枢保护性抑制，进入催眠状态，"自我主见"打瞌睡，潜意识的"直觉主见"苏醒，接受自我暗示："感觉错了就被诊断有病，诊断有病就会受到照顾"，故对医生提供的感觉刺激，病人报以相反（倒）或错误（错）的感受。

（三）鉴别

癔症的感觉倒错与装病很像，都希望医生诊断他们有病，从而受到照顾。但癔症是受潜意识动机驱动的，而装病是受意识动机驱动的。也就是说，癔症是潜意识（无意识）在"装病"，不受意识控制，是一种疾病；而装病是有意识在装病，受意识控制，是诈病。

（四）治疗

感觉倒错是潜意识的直觉主见受自我暗示引起，经医生的暗示治疗而结束。医生在暗示治疗前，要认真收集病史和检查病人，先获得病人的信任。在此基础上，选用一种病人主观感受很强的暗示治疗，例如，肌内注射"注射用水"，并配合相应的言语暗示，"打完这针 20 分钟内见效"，往往能收效。对癔症这个诊断，只跟家属交代，不要跟病人讲，避免引起病人的不快。

四、内感性不适

（一）概念

内感性不适是感到体内有种难以忍受的不适，其性质难以描述，常用"像……一样"来形容这种感受。例如，脑子像沙子挤成一团一样，这是形容结成一块的感觉；"脑子像有虫子在爬"，这是形容痒的感觉。

（二）机制

内感性不适是在前意识深层感到不适，即感受到不适，因在感觉水平，故性质模糊的难以描述。例如，后脑勺像被胶水粘住的感觉。

（三）鉴别

内感性不适是体内虚幻的感觉，只达到对事物个别属性的认识

(感觉)水平,故归为感觉障碍。内感性不适描述的不适较为单一,说不出具体的形象,例如,感觉后脑勺像有层雾或难以名状的东西罩着。相反,内脏性幻觉是体内虚幻的知觉,已达到对事物多个个别属性整合后的初步认识(知觉)水平,故归为知觉障碍。内脏性幻觉描述生动,能说出具体的形象,例如,我右太阳穴里有一颗子弹。

(四) 治疗

内感性不适可见于抑郁症、躯体形式障碍和精神分裂症,疗效依次由好到差。治疗抑郁症的内感性不适可选用黛力新(美利曲辛＋三氟噻吨)起始量 1 片/早,1 片/中,或氨磺必利起始量 50 mg/早;治疗躯体形式障碍的内感性不适可选用米氮平起始量 15 mg/晚,或帕罗西汀起始量 20 mg/早,或氯硝西泮起始量 0.5 mg/早,0.5 mg/晚;治疗精神分裂症的内感性不适可选用氨磺必利起始量 200 mg/早,200 mg/中,或利培酮起始量 1 mg/早。

第二章 知 觉

知觉是对事物的各种感觉个别属性归纳后,得出一个初步的判断。例如,在黑夜的大雨中,远处一个黑影向你跑来,你不知这个黑影是谁,这是感觉;这个黑影跑近了,你看清是你弟弟,这是知觉。知觉障碍分为错觉、幻觉和感知综合障碍三部分。

第一节 错 觉

错觉简单地说就是看错了、听错了,需与幻想性错觉相鉴别。Capgras 综合征和弗雷格利综合征是两种特殊的错觉,归在错觉项下。

一、典型错觉

(一)概念

错觉是将一个事物感知成性质完全不同的另一事物。常见有错视和错听。例如,把路上的小汽车看成救护车,把邻居开豆浆机的声音听成是人群的嘈杂声。

(二)机制

错觉是因为感知处于前意识状态,不清晰,但又急于得出知觉结论,于是就猜,猜对了算你运气,猜错了就是错觉。既然错觉是靠猜得出的结论,那么除了感知信号不清晰以外,自我的知识也在起作用,所以错觉内容不会超出当事人的想象力。

(三)易感因素

1. 客观环境干扰:例如,光线太暗看不清,背景噪音太大听不清。

2. 感官功能下降:例如,视力下降、听力下降。

3. 精神疲倦或意识障碍:导致中枢对信号成像不清晰。

4. 情感期待:过度盼望或过度害怕,遇到不清晰的客观刺激,就急于得出自己盼望或害怕的结论。

(四)鉴别

错觉是客观有相应事物,病人把一种事物错误地知觉成另一种事物;幻觉是客观无相应事物,病人凭空知觉到该事物。例如,把秋瑾听成蚯蚓,这是错觉;凭空听到有人在讲"蚯蚓",这是幻觉。

(五)治疗

客观环境干扰或感官功能下降(例如老人耳聋,听话容易听错)所致的错觉,则不是精神科处理的范畴。精神疲劳所致的错觉也是一过性的,不必处理。意识障碍引起的错觉,才是精神科医生处理的范畴,药源性意识障碍(例如阿米替林过量所致谵妄)应立即停用相应的药物;躁狂所致谵妄应立即治疗躁狂,例如,碳酸锂缓释片起始量300 mg/早,300 mg/晚,丙戊酸钠缓释片起始量500 mg/早,奥氮平起始量5 mg/晚。如果是过度盼望或过度害怕导致的错觉,可用帕罗西汀起始量10 mg/早,氯硝西泮起始量0.5 mg/早,1 mg/晚。

二、幻想性错觉

(一)概念

当事人明知该事物原来的属性,但将该事物想象成与原属性完全不同的另一种事物。例如,把屋里三朵花式的灯看成人脸,并感到害怕。

(二)机制

将现实事物与脑中类似记忆信息形成条件联系,明知是不正确的记忆再认,但将错就错,以符合自己的情感需求。画家的泼墨画,就是根据幻想性错觉将错就错,即兴发挥出来的。

(三)诱发因素

1. 想象力:幻想性错觉的要素是想象,想象内容超不出当事人的知识范围。

2. 情感:情感助推这种想象力,情感淡漠病人不可能对他不关心的事物产生任何想象。

(四)鉴别

幻想性错觉是由情感驱动的,故常见于情感障碍;幻想性错觉离不开幻想，精神分裂症病人好幻想，故也可见于精神分裂症。但幻想性错觉对精神疾病没有特异性诊断价值。

1. 白日梦：白日梦是不依赖于外界的感知刺激，在脑中构想不现实的、满足自己情感的故事。例如，30 岁女性，一静下来就幻想自己是大美女，赢得很多粉丝的爱慕。幻想性错觉是依赖于外界某事物的感知刺激，将该事物想象成另一事物。例如，将路上汽车正面的形状，想象成自己暗恋的女生表情。

2. 错觉：幻想性错觉当时有自知力，而错觉当时无自知力。幻想性错觉能按自己的意愿随时终止，而错觉不能按自己的意愿随时终止。

三、Capgras 综合征

（一）概念

Capgras 综合征是把熟悉的事物错认成陌生的事物，例如，认为亲妈妈被假妈妈调包了。

（二）机制

1. 定位：当枕叶看到熟悉面孔（和环境）时，枕-额腹侧通路就接通右额叶腹内侧部的身份（和环境）识别装置（面部敏感神经元），如能激动该装置留存的相同记忆文档，就引起认识感；同时，枕-额背侧通路接通右侧杏仁核，激动右侧杏仁核，引起熟悉感，认识感和熟悉感在右额叶整合，得出既认识和又熟悉的结论。

Capgras 综合征病人的腹侧通路相对完整，所以认识这个人（或环境）；但背侧通路中断，激不起熟悉感。右额叶整合时发现，这个人（或环境）既认识，又陌生，右额叶妄想性解释该现象，面前这个人是假冒的，这个环境不是我的家。Capgras 综合征病人可能有右脑损伤史（损伤了枕-额背侧通路），故医生应主动询问其有无脑外伤史，必要时做一次头颅 CT 或核磁共振检查。

2. 定性：Capgras 综合征可能是右侧杏仁核多巴胺不足，引起熟悉感减退。病人对近亲（如父母、妻子）的情感反应最强，熟悉感最强，一旦右侧杏仁核多巴胺不足，情感反应最强的部分最先受损，故对近亲最先出现陌生感，最常见主诉母亲、妻子是冒充的；如果右侧杏仁核多巴胺严重不足,则对一般熟人的情感反应也受损,出现陌生感,感到一般熟人(如镇上的人)都是冒充的。所以,病人感到周围冒充的人数越多,则 Capgras 综合征越重。

单胺氧化酶可降解单胺(包括多巴胺、去甲肾上腺素、5-羟色胺),女性的单胺氧化酶活性倾向比男性为高,故单胺浓度倾向比男性为低,其中右侧杏仁核多巴胺低就易引起 Capgras 综合征,故女性患 Capgras 综合征比男性为多。

3. 发作性:就像老旧的电灯泡钨丝,时断时联,导致灯泡时灭时亮,枕-额背侧通路的功能中断也可以是时断时联,右侧杏仁核的多巴胺水平也可以是时低时正常,导致 Capgras 综合征时有时无。一般是疲劳后易发作。每次发作的时间越短,说明通路越容易被再联上,右侧杏仁核的多巴胺水平越易再正常化。

4. 陌生的领域:Capgras 综合征可以是相貌上的陌生。病人说,"妈妈,我老是有你把我亲妈妈换走的感觉,我怎么看你的脸这么大呢?"Capgras 综合征可以是情感上的陌生,病人说,"亲妈妈温柔,被调包的妈妈暴躁。"Capgras 综合征可以是言行举止上的陌生。病人说:"有时候我妈走出这个病房,我就认为是好几个人的复合体出去了,一回来就是自己的妈回来了",这是对妈妈的背影步态陌生,而对妈妈的面容熟悉;"我妈躺在那里睡觉时,我不会有这种想法,我妈干其他事时,我就辨别不清楚她是谁了。"这是对妈妈的面容熟悉,但对妈妈的行为陌生。

5. 非特异性:Capgras 综合征只是枕-额背侧通路功能中断,对具体疾病的诊断并无特异性价值,精神分裂症、情感障碍(右脑损害)、脑外伤后所致精神障碍、阿尔茨海默病均可见到 Capgras 综合征。

（三）分类

Capgras 综合征可分为人物、时间、地点、物品四类。

1. 人物 Capgras 综合征（替身综合征）:就是把较熟悉的人错认成较陌生的人。例如,5 岁男孩说,爸爸妈妈是假的,真的爸爸妈妈被奥特曼变走了,要用小刀划爸爸的手腕,看里面是否有电线。大多是通过视觉错认,很少是通过听觉错认。例如,病人听到电话里儿子的声音,认为那不是儿子的声音,从而推断,自己的儿子已被害,是别人装自己儿子的声音来骗她的。

2. 时间 Capgras 综合征:对已度过的时间较陌生,从而否认已度过的时间。例如,病人说:"有人偷走了我的时间。有时下午想,一会是否去睡觉,结果一看已 5 点了,母亲下班了。"时间 Capgras 综合征可能与度过这段时间的注意减退有关。

3. 地点 Capgras 综合征:把熟悉的地点错认成陌生的地点。例如,女病人的儿子与她商量,准备从山东老家搬到上海去住,女病人不肯,哭着说她要回家,其实她当时就在山东老家里。

4. 物品 Capgras 综合征:把熟悉的物品(包括熟悉的动物)错认成陌生的物品(包括陌生的动物)、对物品摆放的方式由熟悉变陌生。例如,病人去买发饰,回来后说不像是自己买的发饰;说以前要害他的同学附在自家的狗身上,现在的狗在控制他;一觉醒来,室内的家具摆设觉得与睡前不一样了。

(四)鉴别

旧事如新症和人物 Capgras 综合征都觉得熟悉的人变陌生了。但旧事如新症心知这还是那个熟悉的人,只是主观感受变陌生了,不伴有被害妄想。例如,孩子认识父母,只是感觉父母变陌生了;人物 Capgras 综合征则认为眼前这个熟悉的人是一个陌生人装扮的,自己的感觉没错,常伴有被害妄想。例如,病人觉得小姨是别人用魔法变的,形象没变,但骨子里变了,"小姨给她吃的是毒药,所以她不肯吃。"

(五)治疗

1. 抗精神病药:抗精神病药阻断突触前膜上的 D_2 受体和 $5-HT_{2A}$ 受体,引起多巴胺脱抑制性释放,治疗 Capgras 综合征有效,利培酮和氯氮平均有显效案例。

2. 米氮平:米氮平阻断 $5-HT_{2A}$ 受体,引起多巴胺脱抑制性释放。病例报告米氮平治疗 Capgras 综合征有效。

3. 心境稳定剂:许多报告表明,碳酸锂、丙戊酸钠或卡马西平联合抗精神病药治疗 Capgras 综合征有效。心境稳定剂通过稳定心境,使右侧杏仁核多巴胺不致于释放耗竭,减少 Capgras 综合征的发作。

四、弗雷格利（Fregoli）综合征

（一）概念

与Capgras综合征的错认方式相反，弗雷格利综合征是把陌生的事物错认成熟悉的事物。例如，病人见到医生查房，就称："我侄子来看我了。"这是把关系疏远的医生，错认成关系熟悉的侄儿了。

（二）机制

当枕叶看到熟悉面孔（和环境）时，枕-额腹侧通路接通右额叶腹内侧部的身份（和环境）识别装置（面部敏感神经元），激动该装置存留下的相同记忆文档，引起认识感；同时，枕-额背侧通路接通右侧杏仁核，激动右侧杏仁核，产生熟悉感。

认识感和熟悉感在右额叶整合，得出既认识和又熟悉的结论。当面部敏感神经元的识别度减退时，不熟悉的面孔（和环境）也能激动该装置留存的不同记忆文档，引起伪认识感，表现为弗雷格利综合征，故对弗雷格利综合征病人要主动询问有无右脑外伤史，应查脑CT或核磁共振，脑电图常有广泛轻度异常。

当右侧杏仁核功能与面部敏感神经元识别度交替减退时，则时而出现Capgras综合征，时而出现弗雷格利综合征。

当打击左脑时，可引起右颅底挫裂伤，可能引起面部敏感神经元识别度减退，引起弗雷格利综合征。

阿尔茨海默病是弥漫性脑变性病，变性导致右侧杏仁核多巴胺释放不足，引起Capgras综合征；变性导致面部敏感神经元识别度减退，引起弗雷格利综合征。

抑郁症时多巴胺能传导不足，右侧杏仁核功能减退，引起Capgras综合征；面部敏感神经元的脑供能不足，识别度减退，引起弗雷格利综合征。

（三）分类

1. 人物弗雷格利综合征：病人把较陌生的人错认成较熟悉的人。例如，病人在路上，把陌生人看作半熟人，与人家打招呼，人家不理她。

2. 时间弗雷格利综合征：病人把经历过的一次事件错认成经历过多次。例如，病人说，自己反复生活在同一天里。这可能是病人对事

件的差异识别能力减退所致。

3. 地点弗雷格利综合征：病人把较陌生的地点错认成熟悉的地点。例如，晚上出门散步，到了一个陌生小区的住宅楼前，感到自己像在这户人家生活了很多年一样，自己应该在这户人家做作业才对，刚要进去，突然醒悟不对。

4. 物品弗雷格利综合征：病人把陌生的物品(包括陌生的动物)错认成熟悉的物品(包括熟悉的动物)。例如，医生在与病人交流期间，一个苍蝇飞来，医生将之撵走，病人说，"你为何把它撵走？它是观世音菩萨"。

（四）鉴别

似曾相识症和弗雷格利综合征都感觉陌生的人或环境变熟悉了。但似曾相识症心知这是陌生的人或环境，熟悉感只是自己的主观感受；而弗雷格利综合征则认为眼前这个陌生人是一个熟悉的人装扮的，把陌生环境看成熟悉环境，认为这是客观事实，自己的感受没错。

（五）治疗

精神分裂症伴发的弗雷格利综合征用抗精神病药治疗效果差，应考虑有脑器质性损害成分；抑郁症伴发的弗雷格利综合征用抗抑郁药效果好。

附：面容失认

1. 概念：面容失认是对原来熟悉的人现在不认识了。例如，一位双相抑郁女性，晚上哭，说不快活，然后说不认识母亲，休息 5 分钟后，又能认识了。这比错认为重，错认只是认错人，而面容失认则干脆不认识。

2. 机制：抑郁发作能抑制右额叶腹内侧部的面部敏感神经元，导致某些记忆文档处于潜意识状态，枕-额腹侧通路不能激活这些记忆信息，或枕-额腹侧通路途经的右海马旁回和梭状回被抑制，不能接通面部敏感神经元，导致面容失认；老年痴呆的面部敏感神经元中的某些记忆文档已损毁，面容失认不可逆；而谵妄性躁狂、抑郁的过度悲痛，癔症的分离性障碍的面部敏感神经元中的某些记忆文档暂时处于潜意识状态，面容失认是可逆的。面容失认与 Capgras 综合征和弗雷格利综合征的关系见表 2-1。

表 2-1 面容失认与 Capgras 综合征和弗雷格利综合征的关系

分类	机制	表现
Capgras 综合征	右侧杏仁核功能减退	熟悉事物错认为陌生事物
弗雷格利综合征	面部敏感神经元识别度减退	陌生事物错认为熟悉事物
面容失认	面部敏感神经元的某些记忆文档损毁或进入潜意识状态	不认识人

第二节 幻 觉

幻觉是客观当时不存在该事物,但病人却感知其存在。例如,周围无人,病人却听到有人骂他。

一、幻觉按感官分类

幻觉按感官可分为幻听、幻视、幻嗅、幻味、幻触、运动性幻觉和内脏性幻觉。

（一）幻听

1. 概念:客观无相应声音,病人却能听到该声音。例如,病人说:"我见到谁,谁就在我心里和我说话,所以感到对面的人知道我心里的秘密。"幻听在幻觉中出现频率最高。

2. 功能影响:当出现幻听时,与真实听到的毫无差别,故病人感到"太真实了",于是沉浸在幻听中,与幻听互动,表现自语自笑、对空谩骂。少数病人能意识到这是幻听,憋住不与幻听对话。

3. 对幻听的疗效评价:幻听的密度减少、持续时间缩短、音量降低,有自知力,对幻听的情感和行为反应性减少(如叫骂减少),都是幻听改善的指标。

（二）幻视

1. 概念:客观当时没有相应的事物,病人却能看到该事物。例如,女病人无端看见有个蘑菇头的男生坐在她身边。

2. 鉴别:上学路上凭空看到 A 同学,是幻视;上学路上真的看见

A 同学,只是 A 同学变成红眼睛、长头发、皮肤苍白的人,是感知综合性障碍;上学路上把一个陌生人错看成 A 同学,是错觉。

（三）幻嗅

1. 概念:客观当时没有相应气味,病人却能闻到该气味。闻到的多为不愉快的气味,如脚臭、口臭、火葬场焚尸味。

2. 嗅幻觉-牵连综合征:病人闻到自身发出尿骚味、月经腥味、大便臭味,怀疑别人也能闻到,并感觉别人在回避自己,别人咳嗽、吐痰,是在表达对该气味的厌恶,自己怎么洗也没用,故十分苦恼。问家人闻到否,家人说没闻到,病人以为家人在袒护自己,不信。出现该综合征的频度是精神分裂症＞情感障碍＞神经症,可用奋乃静起始量4 mg一日2次治疗。

（四）幻味

1. 概念:客观当时无相应的味道,病人却能尝到该味道。例如,病人无端尝到食物或水里有苦味。

2. 后果:病人无端尝到食物或水里有苦味,继而产生被害妄想,男性为多。

（五）幻触

幻触分为皮肤幻触和体内幻触。

1. 皮肤幻触:客观当时无相应的皮肤、黏膜触觉刺激,病人却能感受到该刺激。例如,病人感到,虫子咬她的全身皮肤,从嘴巴、鼻子里进入。

2. 体内幻触:客观当时无相应的体内（除内脏外）触觉刺激,病人却能感受到该刺激。例如,病人说,肚子上有伤口（实无）,他们在钻我的伤口,进入我肚子里说话。

（六）运动性幻觉

运动性幻觉是肌肉运动觉、关节觉、位置觉未受到刺激的情况下,病人却感受到相应的刺激。例如,病人在学习时感觉背后有人在推他。

（七）内脏性幻觉

1. 概念:内脏性幻觉是内脏无相应的事物刺激,病人却能清晰感受到这些事物的存在。例如,病人用内眼看到自己的内脏在老化,内脏有癌细胞,埃博拉病毒感染了内脏。

2. 鉴别内感性不适:内脏性幻觉是对内脏的假性幻视,从心里能看见内脏的变化,指明其位置,说明其性质。例如,病人感到继母在掏他的胃,掏他的胰腺。相反,内感性不适是感到内脏有个别属性的不适,部位模糊,性质难以描述。例如,病人感到头里好像有东西在动,头顶里好像有异物堵着。

二、幻听的机制和种类

(一) 幻听是病人自己的精神活动

病人脑子里总有人讲话,这就是幻听。人脑中有许多自己意识不到的精神活动,称为潜意识,例如,病人以前经历的一些事情,现在家人讲给病人听,病人一点印象也没有,这些记忆痕迹其实并未消失,还存在于病人脑中,只是沉入了潜意识,病人意识不到而已。幻听的内容是潜意识深层内容的重组,以新人称、新面貌进入意识。病人不认识那是他的精神内容,以为是别人在说话。

1. 为什么说幻听是来自潜意识深层?证据是:

(1)幻听讲的语言一定是病人能听懂的:病人是汉人,幻听就以汉语与病人说话;病人平时用什么方言思考,幻听就用什么方言与病人说话。病人能说日语,幻听还可用日语与病人说话,病人如听不懂日语,幻听绝不会用日语与病人说话。

(2)幻听说的言语内容也是病人能听懂的:言语与语言是两回事。语言是指语种,例如,汉语、英语、法语,词汇量有限,限于字典范围;言语是对语言的应用,表达内容是无限的,例如,你写小说可以写一百万字,也可以写三百万字。你懂汉语,却可能听不懂对方用汉语说的内容,例如,你是搞经济专业的,对方跟你讲医学原理,你就听不懂。幻听从来不会用病人听不懂的专业术语与病人说话,一定是病人能听得懂的专业术语,即使幻听讲些"新词",外人听不懂,但病人依然能理解它的意思。为什么?因为它来自病人的潜意识,而病人的潜意识是病人曾经意识过的,当然是病人熟悉的。

(3)幻听的内容是病人关心的内容:正因为是病人关心的内容,所以病人不会对幻听的内容置若罔闻。谁最了解病人?病人自己最了解自己,病人自己的精神活动除了意识外,还有潜意识。除了意识了解自己以外,还有潜意识了解自己。

2. 为什么病人不认为幻听是自己的精神活动? 意识就像是病人家河面上的鸭子,即使两只鸭子在打斗,病人知道,它们都是自家的鸭子。潜意识就像病人家河里的鳄鱼,虽然河是病人家的,河里的水产自然也是病人家的,但河里的鳄鱼病人从未见过,有一天鳄鱼爬上岸,病人会大吃一惊,感觉这鳄鱼不是自家的。病人意识中的两个观念在作斗争,相当于河面上的两只鸭子在打斗,从潜意识里冒出来的幻听,相当于从河里冒出来的鳄鱼。

(二)幻听影响情绪

1. 幻听引起的不愉快:幻听内容为什么以不愉快的为多? 同一数量级的正性刺激和负性刺激,你对负性刺激的情感反应强度和持续时间要强于正性刺激。例如,领导奖赏你 1 000 块钱和你丢失 1 000 块钱,你是得到 1 000 块钱高兴的时间长? 还是丢失 1 000 块钱懊恼的时间长? 应该是丢失 1 000 块钱懊恼的时间长。一个同学在背后讲你一次好话和讲你一次坏话,你对他讲你好话高兴的程度强,还是对他讲你坏话生气的程度强? 应该是生气的程度强。而潜意识的内容经常携带情绪性,即使外界给病人的正性刺激和负性刺激各为 50%,但负性情感反应要强于正性情感反应。这就可以解释,幻听为什么以不愉快的内容为多。

2. 为什么骂病人的幻听老不走呢? 幻听辱骂病人,处处骂到病人的痛处,病人与幻听对骂,那幻听为什么老是不走呢? 因为病人的意识与潜意识深层形成两个阵营,病人不认识幻听是潜意识深层来的内容,病人骂幻听,等于是骂了潜意识深层,潜意识深层再应答,又骂了意识,实际上是病人的一部分精神活动与另一部分精神活动对骂,病人的精神活动分裂成两个互不协调的部分,故幻听是分裂症状。

3. 为什么有时幻听内容使病人高兴? 潜意识深层的精神活动更多涉及私我欲望,因为前意识超我的监督和压制,有些私我欲望不好明目张胆地进入意识,以免引起病人的焦虑或羞耻。当以幻听形式出现时,既改变了表达形式,又不是病人的身份,病人感到那不是我的意思，是别人的意思。这样，一方面满足了私我欲望，另一方面又不感到焦虑或羞耻。例如，病人爱某女孩，又不好意思说，怕被拒绝，被人笑话。可是，幻听就以第三人称说："那个女孩爱你"，或者以那个女孩的声音说："我爱你"。病人既得到满足，又不感到羞耻。又如，病人想当官，当官需要领导培养，这是病人说不出口的事，说出来多丢人！可是幻听里领导表扬病人，说病人这好那好，有培养前途，既满足了病人的愿望，又不感到羞耻。当幻听满足了病人的愿望时，病人常露出满意的笑容。

4. 自我应对：如果是辱骂性幻听，病人会用听音乐来分散注意力。在意识窗中，感知一个事物是清晰的，如果同时感知两个事物，感知清晰度就会下降，所以听音乐时，幻听的清晰度就下降，对病人的情绪影响就减少；如果幻听还很清晰，病人倾向把音乐声响开大，通过噪音，让幻听无法听清。此时，为不干扰邻居，家长可让病人戴上耳机听音乐。

（三）情绪影响幻听

1. 躁狂时幻听内容是正面的：因为躁狂时脑能量代谢增高，引起敞亮感、充实感和充沛感，不但反映在意识和前意识层面，而且反映在潜意识深层，当潜意识深层有充实感时，幻听就会反映出夸大内容，例如，躁狂女性听到神仙对自己说，"你可以开堂看病"。当潜意识深层有充沛感时，幻听可以敦促病人做事，例如，敦促其学习，或敦促其"快跑、快跑"。

2. 抑郁时幻听内容是负面的：因为抑郁时脑能量代谢降低，引起灰暗感、掏空感和疲劳感，不但反映在意识和前意识层面，而且反映在潜意识深层，当潜意识深层有掏空感时，幻听就会反映出负面的内容，例如，幻听让病人自杀。

（四）幻听的分类

1. 对精神分裂症诊断有意义的三种幻听

（1）争论性幻听：为什么幻听中会听到两个人在议论病人？就像意识中会有两个相互对立的观念一样，潜意识深层也会有两个相互对立的观念，当两个相互对立的观念表现为幻听时，就是两个人的声音在表达相互对立的观点。因为潜意识深层内容一定涉及私我欲望,所以,幻听中这两个人说的内容一定是指向病人自己,他们对病人的评价不一致,这种幻听称为争论性幻听或议论性幻听。

(2)评论性幻听:为什么幻听里的那个人总是在评论病人的想法?因为虽然意识感知不到潜意识深层,但潜意识深层却能感知到意识,也就是能享用意识层面的精神活动信息,并加以回应,所以病人想到什么内容,幻听就针对病人想的内容进行评论。例如,病人刚排除了一项焦虑内容,脑中幻听就说:"如此容易"。

(3)命令性幻听:为什么有时幻听叫病人做事,病人不得不做?因为潜意识深层比意识隐藏更多的私我欲望,而私我欲望携带强大的内驱力。幻听来自潜意识深层,势必较多地反映私我欲望,当幻听告诉病人该怎样做时,即使病人知道不该这样做,但幻听携带私我欲望的内驱力太强,强迫病人去做,这就是"命令性幻听"。当病人抵抗命令性幻听不做时,就会感到一种"压力"或"遗憾",这种"压力"就是来自"私我欲望"的内驱力,这种"遗憾"就是对未满足私我愿望的遗憾。

2. 音乐性幻听

(1)概念:音乐性幻听是无端听到有歌声或音乐声,往往是一小段或几句歌曲,来回播放。多见于女性、高龄、听觉损害、精神疾病(精神分裂症>强迫症>双相障碍)和神经疾病(如脑梗塞)。右脑与音乐有关,故音乐性幻听可能与右脑损害有关,例如,一位 34 岁的精神分裂症男性,脑中有音乐性幻听,有歌词,15 年前踢球时被人踢到头右侧,当时无昏迷,5 年前出现音乐性幻听。但多数问不出明确的右脑损伤史。

(2)机制:当右脑功能削弱时,前意识超我抑制潜意识深层的音乐联想能力减退,潜意识深层的音乐联想进入意识,就听到脑外有歌声;进入前意识浅层,就听到脑内有歌声。苯二氮䓬类药物、卡马西平、全身麻醉使病人进入催眠相,削弱前意识超我对潜意识深层音乐联想的抑制,引发音乐性幻听;苯丙胺增加多巴胺能,增强潜意识深层的音乐联想能力,引发音乐性幻听。

(3)性质:音乐性幻听比言语性幻听的病理性质轻,依据是:① 音乐性幻听比言语性幻听对病人的精神活动干扰小;② 抗精神病药对音乐性幻听比对言语性幻听的疗效好一些。有的病人同时有言语性幻听和音乐性幻听,用了抗精神病药后,音乐性幻听已缓解,但言语性幻听未缓解。

(4) 影响因素:① 听过:只要听过的歌,就反复在脑中回放,以致不敢听歌;② 联想:一想到什么歌,幻听就听到什么歌;③ 静下来:有事做(如上网玩游戏)则无音乐性幻听,无事静下来,则音乐性幻听就多。

(5) 治疗:可选择利培酮起始量 1 mg/早,或奥氮平起始量 5 mg/晚,或奥卡西平起始量 150 mg 一日 2 次,或氯硝西泮起始量 0.5 mg 一日 2 次。

3. 其他幻听

(1) 域外幻听:为什么幻听可以听到千里之外的声音? 因为潜意识深层的精神活动不局限于可听范围之内,可以想到千里之外的事,故幻听可听到千里之外的声音。例如,病人在上海,凭空听到北京的亲戚、朋友在说话。

(2) 良性幻听:正常人很疲劳但未睡着时,前意识超我的稽查能力打盹,潜意识深层内容通过伪装,以幻听形式进入意识,所以 9% 的正常人体验过幻听。正常人的幻听是偶发的、短暂的,内容是良性的,例如,凭空听到喊自己的名字,听到电话铃声、鸡叫声,对精神活动无明显影响。故不能一听说有幻听,就诊断精神分裂症。相反,精神分裂症的幻听是频发的、长期存在的、内容是恶性的,例如,凭空听到幻听说"你一家子都是疯子""你长得好漂亮",这些话对病人的精神活动有明显影响,导致病人愤怒、自笑、自语(实际上是与幻听对话),甚至攻击人。

(五) 幻听有脑、有眼、有记忆

1. 幻听有脑:为什么幻听有时能帮助病人解惑? 少数情况下,病人在做难题时,幻听告诉病人该怎么做;病人在遇到难事时,幻听告诉病人该怎么解决,这时病人就喜欢上幻听了。其实,当病人遇到难题或难事时,意识在思考,潜意识深层也同时在思考,当意识还没想出答案时,潜意识深层已经想出答案了,于是潜意识深层就以另一种身份和幻听的形式表达出来,病人感觉是"他帮助了我。"当感到躯体不适时,病人的意识在思考是什么原因引起的,潜意识深层同时也在思考,并将思考结果以幻听的方式告诉病人。例如,病人感到头痛,幻听就讲:"是公安局用什么东西发射到你头上了。"

2. 幻听有眼:为什么病人进入某种境遇就听到幻听?因为潜意识深层和意识共享感官得来的信息,并各有独立的处理系统。病人进入什么情境,幻听就说什么话,说明潜意识深层能看到意识所看到的信息。例如,病人洗淋浴,声音就讲"烫死你"。病人搬进新家,声音就讲:"不欢迎你来住,欢迎你的同学来住。"

3. 幻听有记忆:意识会丢弃没用的记忆内容,而潜意识则收集被丢弃的记忆内容,例如,病人已忘记的事情,幻听又翻出来讲。

幻听影响植物神经,意识不能影响植物神经,而潜意识则能。例如,病人不想吃饭,心里的声音说,不吃饭就让你胃痛。随后真的胃痛,几分钟后胃痛缓解。

（六）引发幻听的因素

1. 疲劳:潜意识深层内容经常与意识内容相冲突,两者相遇就会引起焦虑或羞耻感,所以潜意识深层内容被前意识的超我紧紧看住,不让它与意识会面,以免引起焦虑或羞耻感。可是,当前意识疲劳打盹时（例如,每天傍晚或睡前）,潜意识深层内容就会换一个身份,以别人的口吻,进入意识,说些意识不中听的话,例如,病人睡觉前,眼睛还未闭上,肚子里有个女人的声音讲,"你买的保险是我的"。

2. 催眠:互联网上说,要练开天眼,就要"心无杂念,右手食指按于双眉之间（女性用左手食指）,全身放松,静心闭目,以眉心感知四周空间（修炼时身边不得有杂音）",入定冥想,就进入了催眠状态,而在催眠状态时,人的前意识超我稽查松弛、打盹,潜意识深层内容变身为幻视,混入意识,这就是所谓的开天眼。而开天眼的内容,与病人既往所受的教育有关,在佛教背景下冥想,内容就与佛教有关;在道教背景下冥想,内容就与道教有关。民间健身术所致精神障碍常有幻觉,也是这个原理。

催眠易感幻觉的因素有：

(1) 客观给予的刺激过少：正常人在所有感觉刺激降至最低点后，就易进入催眠状态，几小时后出现幻觉，包括变化着的视幻觉，重复性单词和短语。一位病人在家能看到小人，到校上学每天有同学陪着，就看不到小人了，说明减少刺激能引发幻觉。抑郁自我封闭，也是引起幻觉的原因之一；精神分裂症早期先有孤僻退缩，后有幻觉，也是先减少刺激，后引发幻觉。

(2) 感官疾病：感官疾病阻止刺激传入。耳病可引起幻听，眼病可引起幻视，例如，一位66岁的女性患青光眼，然后出现持续性幻视。

(3) 丘脑损害：丘脑损害阻止外周感觉信号传入大脑皮质，导致皮质进入催眠状态，引发幻觉，其中幻视＞幻听。

(4) 感觉中枢损害：大脑皮质的感觉中枢进入催眠状态，可引起幻觉，例如，脑动脉硬化。

上述这4种因素，以老人最为易感。

3. 过度警醒：当病人看书或背书时，激动了中脑腹侧被盖部，导致中脑-皮质多巴胺通路兴奋，激动前额皮质的 D_1 受体，引起注意力集中，警醒度增高；同时导致中脑-边缘多巴胺通路兴奋，激动边缘系统的 D_2 受体，增加潜意识深层内容闯入意识的潜能，当潜意识深层内容改变身份，闯入意识时，就以别人的口吻将潜意识深层的内容表达出来。例如，病人看书时，声音就讲："你考试考零分"；病人背书时，声音就讲："杀头，消失"。故病人说，"每当压力大时，幻听就多"。抗精神病药通过阻断多巴胺 D_2 受体，治疗幻听。

三、幻视的机制和种类

(一) 幻视的机制

1. 超现实性幻视：意识是用于思考现实问题的，不现实的问题(如小时候看过的动画片)被扔进潜意识深层的库房里，并派前意识超我看住库房，不让不现实的问题与意识见面，以免干扰意识解决现实问题。当皮质功能减退时，前意识超我打瞌睡，不现实的问题通过记忆重组，溜出库房，再现于意识，导致超现实性幻视。例如看到古时喷气式火车，晚上看到直径为10米的飞碟。

2. 变动性和固定性幻视：幻视在人物、动物、物品之间不断变换，称为变动性幻视。因为潜意识深层的联想是一个接一个地进入意识，故幻象在一个接一个地变换。相反，如果凭空看见一个老人头，像图片一样固定，称为固定性幻视，这说明潜意识深层的联想不活跃，没有第二个联想去取代第一个联想，故第一个成像就固定在那里。

3. 一过性和持续性幻视：凭空看见客厅里有个小孩，仅两秒钟就消失了，这是一过性幻视，是前意识超我打盹的时间短，偶尔放过潜意识深层内容进入意识，但很快醒来，堵住下一个潜意识深层内容出库房；相反，凭空看见故去爷爷、奶奶的影像，像幻灯一样投射在墙上，持续一个晚上，说明前意识超我打盹的时间长，故幻视的持续时间长。

4. 抑郁导致幻视的色泽灰暗：当抑郁发作时，脑能量代谢不足，就像是电灯因电流不足而不够亮一样，导致病人有灰暗感，这种灰暗感既可表现在意识层（如看外界发暗，脑内思考问题的背景是深蓝色），也可表现在潜意识深层。潜意识深层内容变身为幻视时，也是灰暗的，例如，看见灰暗背景下在滴黑墨水。

5. 陪伴性幻视：一位抑郁女性经常看见一个与她长相相似的女孩与她聊天。另一位抑郁女性每当孤独时，就有一个袖珍女孩坐在她的左肩上，每当自己挨老师骂时，袖珍女孩就躲在她背后，陪伴她，如果在校有同学陪时，这个袖珍女孩就消失。这是潜意识深层内容出来陪伴意识的。

（二）幻视种类

1. 域外幻视：为什么幻视可以看到背后、内脏或千里之外的事物？因为幻视是潜意识深层精神活动的变身，这些精神活动并不限于可视范围，可以想到背后、内脏或千里之外的事，故幻视可以看到背后、内脏或千里之外的事。例如，病人眼睛看着前方，就能感到自己胸口十几个毛孔冒出黑水样的东西；又如，病人能透过别人的衣服看见其内脏；再如，病人能透过天花板，看见天上的耶稣基督。

2. 分离性幻视：癔症的分离性障碍是因为精神刺激导致大脑的兴奋性超出其可承受范围，转而保护性抑制，进入催眠相，即前意识状态。前意识超我的稽察能力打盹，潜意识深层内容通过伪装，以幻视方式进入意识,例如,癔症想到鬼时,就能看见鬼。

3. 视物显大性幻视或视物显小性幻视:当潜意识深层的能量供应不稳定时,潜意识深层混进意识的幻象就会歪曲,幻视内容就可变大或变小。

4. 自窥性幻视:自窥性幻视是幻视从体外在看自己。例如,老师讲什么要求,刚讲完,病人就看到自己已经做完了,其实还没做。又如,病人打算去喝水,脑子里会出现自己起身倒水和喝水的过程,感到自己喝过水了,过后才发现自己没喝。

(三)谵妄的幻视

1. 幻视比幻听频率高:当谵妄、分离性幻觉、入睡前幻觉、醒前幻觉时,前意识、潜意识深层兴奋性均下降。当前意识兴奋性下降时,超我对潜意识深层的稽查能力减退,易感幻觉;潜意识深层兴奋性下降,言语思维比形象思维后发育,而后发育的先抑制,此时形象思维的兴奋性占优势,故幻视多于言语性幻听。

2. 幻视以恐怖性内容为多:随着成年后,早年的形象恐怖内容被扔进潜意识深层的库房里,并被后来发育的言语思维压在潜意识深层的底层。当谵妄时,潜意识的兴奋性也减弱,后发育的言语思维先抑制,早年的形象恐怖内容脱抑制性唤醒,故幻视内容以恐怖性内容为多,例如,昆虫猛兽、过去的仇人前来折磨他或与他搏斗的场面。

(四)精神分裂症的幻视

精神分裂症的中脑-边缘通路多巴胺释放亢进,激动边缘系统的D_2受体,潜意识深层兴奋性增加;言语思维与形象思维都兴奋,而成年精神分裂症的言语思维使用更多,故言语性幻听多于幻视;儿童精神分裂症的言语思维发育不如形象思维完善,形象思维占优势,故幻视多于幻听。

四、特殊性幻觉

(一)思维化声

1. 概念:思维化声是病人想到什么,幻听就重复自己所想的内容。例如,病人说:"脑子里有声音把思维念出来了。"

2. 机制:当潜意识感知并重复意识的想法时,前意识超我又不能有效地抑制潜意识,这种想法就以幻听的形式出现,称思维化声。

3. 分类:思维化声分为思维鸣响、思维回响、思维被监听、独语症性幻觉、读心症和思维被广播。

(1)思维鸣响:病人想什么,幻听就以自己的声音在重复所想的内容,幻听与想法同步,幻听只限于病人自己能听见。不但见于精神分裂症,而且也见于人格解体障碍。

(2)思维回响:病人想什么,幻听就以自己的声音在重复所想的内容,幻听比想法迟一步,幻听只限于病人自己能听见。例如,病人说,"心情不好的时候,想到什么,就感觉自己的声音在脑子里讲出来,周围人听不见"。这可能是思维鸣响或思维回响。应追问病人,声音与想的内容同步就是思维鸣响,声音比想的内容慢一拍就是思维回响。

(3)思维被监听:病人想什么,幻听就以自己的声音在重复所想的内容,幻听的音量大到让病人感到,周围人也能听见。

(4)独语症性幻觉:病人想到什么,感到自己的嘴已说出来了(其实没说),以致听到所想的内容,并以为周围人也能听见。独语症性幻觉是言语运动性幻觉、幻听和关系妄想三位一体,而内心被揭露感是无言语运动性幻觉、无幻听,只有关系妄想。

(5)读心症:病人想到什么,幻听就以别人的声音在重复所想的内容,幻听只限于病人自己能听见。例如,病人说:"想到'幻听'二字,别人的声音就在我耳边重复'幻听'二字,其他人听不见"。

(6)思维被广播:病人想到什么,幻听就以别人的声音在重复所想的内容,幻听的音量大到让病人感到,周围人也能听见。例如,病人说:"我像常人一样想事情,心事就被别人听到了,尤其是我与别人距离较近时。"这时要追问病人,心事是以自己声音讲出来的?还是以别人声音讲出来的?是自己声音讲出来的,称思维被监听;是别人声音讲出来的,称思维被广播。

其中思维鸣响、思维回响、思维被监听、独语症性幻觉是听到自己的声音,有自我属性,故来自潜意识浅层;读心症和思维被广播是听到别人的声音,有异己属性,故来自潜意识深层。其他言语性幻听多来自别人的声音,故幻觉多来自潜意识深层。

（二）机能性幻听

1. 概念：机能性幻听是当外界听到某一特定的真实声音时，同时会出现特定的幻听内容。真实声音与幻听同步开始、同步进行、同步节律、同步结束，真实声音内容与幻听内容均较单调。例如，病人每当听到自来水声时，就听到幻听在说："破鞋、破鞋、破鞋。"

2. 机制：当外界特定声音与潜意识深层的片段联想内容形成病理性条件反射时，每当外界特定声音出现时，潜意识深层该片段联想就被激活，当激活突破前意识超我的抑制时，病人就听到片段的说话声。

3. 鉴别：错听是真实的声音与听错的知觉混而为一，病人无法将之分开。例如，同学在叫别人，病人听成是在叫他。机能性幻听是真实的声音与幻听虽同步出现，但病人能将之分开，知道什么是真实的声音，什么是幻觉。例如，当旧电扇转得哗哗作响时，就听到"呆子、呆子、呆子"的声音。

4. 治疗：可用利培酮起始量 1 mg/早，或奥氮平起始量 5 mg/晚。机能性幻听比无外界刺激就自发出现的言语性幻听轻，预后好，一般只存在一段时间，会因治疗缓解，也可自发缓解。

（三）反射性幻觉

1. 概念：反射性幻觉是指一个感官受到真实刺激时，另一个感官同时出现幻觉。例如，看到数字就有痛觉，看到爸妈就会听到钱币声，看到餐桌就会闻到菜香。

2. 机制：当 A 感官感受到真实刺激时，引起 A 感觉中枢的知觉反应，通过联想，在 B 感觉中枢的潜意识深层引起兴奋，突破前意识超我的抑制，进入意识，引起 B 感觉中枢的幻觉。

3. 治疗：可用利培酮起始量 1 mg/早，或奥氮平起始量 5 mg/晚。反射性幻觉是受真实刺激而诱发的，比自发性幻觉预后好，持续时间短，可经药物治疗缓解，也可自发缓解。

五、假性幻觉

1. 概念：真性幻觉是幻象投射在客观空间，自感经感官获得幻象，幻象清晰、鲜明、相对完整。例如，病人说，平时看书时，幻听就在我耳边讲："你考试考零分"。而假性幻觉是幻象投射在主观空间,自感不经感官获得幻象(幻象是心源性的),幻象不清晰、不鲜明、不完整。例如,病人睡觉前,眼睛还未闭上,肚子里有个女人声音讲,"你买的保险是我的"。

精神性幻听是无声的声音。例如,病人说:"没有声音,但我能知道幻听说的啥"。可视作一种特殊的假性幻听。

2. 机制:当幻视到达意识层面时,幻象就清晰,这是真性幻觉,如果是真性幻视,你仔细问,也能问出幻象边界,这个边界,就是对幻视的意识宽度。例如,凭空看见空中一个女人的上半身,但看不见下半身;当幻视达前意识浅层时,幻象就模糊,能看到的幻象边界更局限。例如,脑中看见一个人的头像。精神性幻听虽然少了声音这一属性,但尚能听懂是什么意思,说明仍在知觉水平,故精神性幻听尚在前意识浅层,未达前意识深层。

六、原始性幻觉

1. 概念:幻觉分为成形幻觉和不成形幻觉。成形幻觉是幻象能分辨出是什么事物。例如,"看见天上的如来佛""听到有声音骂我是呆子",凭空听到鸡叫声。相反,不成形幻觉(原始性幻觉)是幻象分辨不出是什么事物,只感知到事物的个别属性,是一种虚幻的感觉,没达到虚幻的知觉程度,例如模糊的黑影、光亮、颜色,凭空听到机械的响声、听不清的言语咕哝声。

2. 机制:当幻觉仅达前意识深层时,幻象就模糊到分辨不出是什么事物,即原始性幻觉。有时幻象是一部分在意识,一部分在前意识深层,这就出现成形幻觉与原始性幻觉共现的现象。例如,"凭空看到很多穿黑袍的人,但看不见脸",黑袍是清晰看到了,进入了意识层,看不见脸并不是没有脸,而是脸像剪影一样模糊,所以这些脸的感知只达到前意识深层水平。

3. 价值:苯丙胺通过拟多巴胺 D_2 受体,唤醒潜意识深层,引起幻觉。这种唤醒如果很强,潜意识深层内容进入意识,引起真性(和成形)幻觉;如果唤醒次强,只能进入前意识浅层,引起假性(和成形)幻觉;如果唤醒再弱一些,只能进入前意识深层,引起原始性幻觉。所以,幻觉由重到轻依次为真性幻觉＞假性幻觉＞原始性幻觉。在精神分裂症的诊断价值中,真性(和成形)幻觉＞假性(和成形)幻觉＞原始性幻觉。

4. 疗效:抗精神病药在治疗真性(和成形)幻听期间,幻听声音由大变小,由清晰变模糊,由模糊变隐约,由隐约到消失,这也是幻听由意识→前意识浅层→前意识深层→潜意识深层的过程。

七、入睡前幻觉和醒前幻觉

1. 概念:入睡前幻觉是在入睡前(眼睛闭上但未睡着)出现幻觉,睁眼则无;醒前幻觉是在醒前(人已有意识,但未睁眼)出现幻觉,睁眼则无。例如,卧床闭上眼睛,就听到父母在说自己的坏话,或眼睛一闭,就像看电视一样,看见毛毛虫,还有人在跑,睁眼则无。这是入睡前幻觉。如果入睡前睁眼期间,无端听到有声音在说话,则不是入睡前幻觉,而是普通幻觉。

2. 机制:在入睡前和醒前,意识清晰度比睁眼觉醒时为低,处于前意识状态,此时前意识超我的稽查打盹,潜意识深层内容经过伪装,以幻觉方式进入意识。等病人一睁眼,意识清晰度增高,前意识稽查能力增强,幻觉立即消失。因此入睡前幻觉和醒前幻觉属于催眠相幻觉,而催眠相是暂时的,所以催眠相幻觉也是暂时的。

3. 价值:催眠相时意识不清晰,易出现幻觉,故催眠相幻觉的病理意义较小,对精神分裂症无诊断价值,只有在意识清晰背景下,常出现言语性幻听或真性幻视,才对精神分裂症诊断有价值。当然,入睡前幻觉或醒前幻觉也可能发展成意识清晰下的幻觉。例如,一位病人叙述:"眼睛一闭,就像看电视一样,看见毛毛虫,还有人在跑,每次入睡前有一小时出现这种情况,持续了半年时间,一年后睁眼也能看见。"这时就诊断为精神分裂症。

八、幻觉与文化

1. 起源于幻视的神话:一些病人凭空说能看到对方的五脏六腑,这是域外幻视。西游记上说,孙悟空火眼金睛,能看穿对方是否妖魔,素材是来自域外幻视;一些病人凭空说能看到千里之外的人,这可能是西游记中千里眼的创作素材来源。

2. 起源于幻视的天眼：一位男病人说："我是神职人员，经常能见到鬼、神、佛。"这是明确的幻视。可在古代看来，这是开了天眼，能看见凡眼看不到的鬼、神、佛。天眼分内视、微视、透视、遥视、后视。内视是脑中看到，即假性幻视；微视是看到正常肉眼看不到的微小事物（例如细菌）；透视是看到被阻隔的事物（例如看到对方的内脏，看到墙后面的人）；遥视是看到千里之外的人；后视是眼睛向前看，却能看到身后的人）。这些都是视力所及区域以外的幻视，统称域外幻视。

3. 起源于视物显大性幻视和视物显小性幻视的童话：病人凭空看到一辆高大的黑色汽车，或比现实大的孔雀、大螳螂，这是视物显大性幻视，这可能是大人国童话的创作素材来源；病人凭空看到小人追着自己走，说一些伤害自己的话，这是视物显小性幻视，可能是小人国童话的创作素材来源。

4. 起源于幻视的传闻：如果病人描述，自己经历过不大可能发生的事情，又是孤证，则可能是幻视。例如，古文中常记载，某人遇到仙人，仙人说了什么话，说完后就不见了，多为幻视所致。也可能最初是幻视，后来文人按该套路艺术化了。

5. 起源于陪伴性幻视的神话：一位抑郁男生单独打球时，凭空看到另一个人就会出来，陪他一起打球，他能看到，那个人有时就是他自己，有时候脸看不清。这样，一人打球就有了对抗；当面对危险时，那个人也会出来帮忙。这是潜意识深层的联想来帮助意识。例如，孙悟空在身上拔一根毫毛，一吹，又变成一个孙悟空，帮他打妖怪。这个创作素材可能是来自陪伴性幻视。

6. 起源于幻听的神话：一些病人凭空说，能听到千里之外的人说话，这是域外幻听，可能是西游记里顺风耳的创作素材。

7. 起源于幻听的鬼魂：一位女病人说，"我与别人说话，当时别人并不在场，可我照样与他对话。心想，他是不是活人？"这是幻听。如果在古代，听到死人的声音，就认为是遇到鬼了，自己听见鬼说话，而别人听不见，就要请巫师或道士驱鬼；如果听到不在场的活人说话，则认为是遇到妖怪了，妖怪扮成活人的声音来迷惑自己，则要请巫师或道士来降妖。

第三节　感知综合障碍

（一）概念

正常情况下,脑对事物的多种感觉属性进行初步综合,得出知觉结论。感知综合障碍是在该综合过程中,得出的知觉总体是正确的,只对某一个别属性感知的不正确。例如,看妈妈还是妈妈,但发现妈妈的脸变长了。这与错觉不同,错觉得出的知觉总体就是错误的,例如,看妈妈,认为这不是真妈妈,而是长得极像妈妈的人来骗他的。教科书上将感知综合障碍分为四类,我们认为其中的视物变形症和空间知觉障碍可归入周围感知综合障碍。这样,感知综合障碍就分为两类:周围感知综合障碍和自我感知综合障碍。

（二）分类

1. 周围感知综合障碍:① 对事物的形状感知不正确,看事物变形了,看别人就像是妖魔鬼怪(因为看对方的脸变形了);② 对事物的大小感知不正确,感觉世界空间越来越小,自己好像连站脚的地方都没有了;③ 对事物的距离感知不正确,看外界事物显远显小,或感到外界事物近得要压迫到自己;④ 对事物的动静感知不正确,看静止的东西在动,感觉车速比原来快几倍,别人走路的速度比原来快,别人说话的速度比原来快;⑤ 对事物的颜色感知不正确,看别人的眼睛是绿色的或红色的。

2. 自身感知综合障碍:① 对自我的形状感知不正确,感觉自己的脸变形、头变扁、背变宽;② 对自我的大小感知不正确,感觉自己的头像笆斗一样大;③ 对自我的长短感知不正确,感到自己的腿一条长、一条短,故走路不稳;④ 对自我的轻重感知不正确,感到自己的身体轻得飘起来了,像在空中行走一样;⑤ 对自我的体位感知不正确,明明是正面坐着的,却感觉下半身扭到后面去了。

对个别感觉属性的感知不正确,是枚举不完的。关键是理解:总体感知正确,对个别感觉属性的感知不正确,这就是感知综合障碍。例如,听到家人说话声音与以前不一样,像老母鸭的声音一样,这是对音质的感知不正确,也是感知综合障碍。

（三）机制

感知综合障碍是对某一个别感觉属性过于兴奋或抑制,导致该感觉信号被放大或缩小。甲病人说,思考久了,无法得到休息时,躯体感受变大;乙病人说,服用氯硝西泮 1 mg/晚,感觉脑袋变大了（提示脑警醒度降低时,躯体感觉信号放大）;丙病人说,在清醒状态时,感觉头前后径变扁,朦胧状态时感觉头变大,服用文拉法辛则感觉头前后径变扁;丁病人说,当有强烈复仇情绪时,感觉身体内缩,越缩越小（提示脑警醒度升高时,躯体感觉信号缩小）。机制可能是,当脑警醒度降低时,前额皮质对丘脑感觉阈门的抑制减弱,丘脑感觉阈门开大,经丘脑进入感觉皮质的信号增多,故感觉信号放大;相反,当脑警醒度升高时,前额皮质对丘脑感觉阈门的抑制增强,丘脑感觉阈门关小,经丘脑进入感觉皮质的信号减少,感觉信号就缩小。那么,当脑警醒度降低时,为什么不是所有感觉信号都放大;当脑警醒度升高时,为什么不是所有感觉信号都缩小,而是特定的感觉信号放大或缩小呢？因为感觉皮质的功能不稳定时,只对特定信号输入的增多或减少较敏感。

（四）定义的宽泛性

符合感知综合障碍定义,但又能归入其他症状术语的,就不再归入感知综合障碍。包括① 当对事物的音量或光线这一感觉属性感觉增强时,归为感觉增强;② 当对事物的音量或光线这一感觉属性感觉减弱时,归入感觉减退;③ 当对清晰度这一感觉属性感知模糊时,看世界不清晰,归为现实人格解体（不真实感）;④ 当对事物的触觉这一个别属性感觉的与正常相反时,归为感觉倒错;⑤ 当对自我运动这一感觉属性感觉不准确时,例如,躺在床上感到床在摇晃,归入运动性幻觉。

（五）鉴别

1. 幻觉:幻觉是现实当时不存在该事物,而病人却能感知其存在;感知综合障碍是现实当时存在该事物,病人对该事物的个别属性感知不正确。例如,看到现实存在的房子在扭动,这是感知综合障碍;眼前没有房子,病人却凭空看到房子在扭动,这是幻觉。

2. 体像超价观念：体像超价观念是在过度关注自身体像的强烈情绪基础上，把轻微的瑕疵看作丑得不能见人，硬闹着要去整形；自身感知综合障碍是感觉到躯体变形，但情绪反应不强，不致闹着要去整形。

（六）治疗

精神分裂症的感知综合障碍可选用利培酮起始量 1 mg/早，或奥氮平起始量 5 mg/晚 治疗。在精神分裂症，感知综合障碍比言语性幻听更不稳定，更易自发缓解，比言语性幻听好治，预后较好，很少有难治性感知综合障碍的。人格解体病人也常有感知综合障碍，此时按照人格解体治疗，例如，氯硝西泮起始量 0.5 mg/早，0.5 mg/晚，或拉莫三嗪起始量 25 mg/早。

第三章 思 维

思维依赖于联想,是对事物的间接认识,例如,曾见到下雨时,同时听到下雨声,现在听到外面的下雨声,联想起曾见到的雨景,故判定是在下雨了,这就是思维。思维障碍分为思维形式障碍和思维内容障碍两类。

第一节 思维形式障碍

思维形式障碍包括思维联想速度和量的障碍、思维连贯性障碍、思维逻辑障碍和言语表达障碍、言语活动形式障碍。

一、思维联想速度和量的障碍

(一)思维奔逸

1. 概念:思维奔逸的字面意思是思维在轻松地奔跑,表现"多、高、快、变"四个特征。"多"是联想多、话多、轻度赘述、书写物过长;"高"是说话声音高;"快"是联想速度快,说话速度快;"变"是联想的主题在变,导致注意转移。

2. 机制:躁狂的脑前意识能量代谢过盛,联想从前意识层涌入意识层增多,故意识到的联想增多;躁狂的精神动力强,故说话声音高;意识的窗口就这么宽,联想像阅兵一样从窗口走过,联想越多,走得越快,甚至要跑步经过窗口,故联想速度加快,当快到在窗口只是一闪而过时,称为"意念飘忽"。此时病人控制不住地不断转换联想主题,导致注意转移。

3. "快"的后果:联想快迫使说话快,否则联想就闪过去了,故要抢话讲、创造机会讲。可是,当说话速度仍跟不上联想速度时,就只能在几个联想中捕捉一个联想说,当捕捉到一个联想说出来时,中途已闪过好几个联想了,这样,说出来的句子就不连贯了,类似"思维破裂"。病人说,"我就是有十张嘴,也来不及讲";联想快就降低了对每个联想的认知清晰度。病人没想清楚就说出来了,故说话易得罪人;没想清楚就写出来了,故写的文章缺乏深度;没想清楚就决定执行了,故易做蠢事,包括轻率投资、乱花钱、在网上受骗。尽管如此,联想快给病人的主观感觉是变聪明了,病人说,"全世界的电脑速度加起来,也没有我的脑子快"。

4. "变"的后果:当联想过快时,前意识的主题监视系统不能有效地控制联想主题,导致说话跑题,类似"思维散漫"。下一个联想依赖上一个联想的发音和意思而产生,故句与句之间,有发音或意思之间的关联,称"音联意联"。在病人决定做某事后,上一个主意很快被下一个主意替代了,所以一件事没做完就去做下一件事了,即"注意转移"。

5. 治疗:治疗思维奔逸可用碳酸锂缓释片起始量 300 mg/早,300 mg/晚,丙戊酸钠缓释片起始量 500 mg/早,或利培酮起始量 1 mg/早,或奥氮平起始量 5 mg/晚。

(二)思维迟缓

1. 概念:思维迟缓就是联想困难。表现"短、少、低、慢"四个特征,"短"是每个联想的词汇量不丰富,故每句话都很短;"少"是联想数量少,故话少;"低"是说话声音低;"慢"是联想速度慢,故语速慢。

2. 机制:抑郁的脑前意识能量代谢不足,联想难以从前意识层升至意识层面,故意识到的联想减少;每个联想进入意识窗口的速度减慢,故语速慢;即使能勉强想出来,用以表达的词汇也少,故每句话很短;抑郁的动力不足,故说话声音低。

3. "少"的结果:由于联想数量少,有限的几个联想会在意识窗口反复徘徊,导致"思维反刍",思维反刍就是经同一路径反复想一件事情,但得不出新结果。"思维反刍"与"意念飘忽"相反,病人不可能同时既有"思维反刍",又有"意念飘忽"。在抑郁背景下,能联想起来的多为不愉快经历,这些不愉快经历在脑中反复想,导致心情不愉快,引起心绪不良。

4. "慢"的结果:联想速度慢,可致接受慢、思考慢、表达慢。接受慢是听课、读书,要慢几拍才能想明白;思考慢是很简单的题目也难做出来;表达慢是开口说话难,说到一半就卡壳。鉴于此,病人自感变呆了,即抑郁性假性痴呆。

5. 比较:思维奔逸的脑意识层能量代谢增强,在单位时间内,每个联想的清晰度高于常人,故轻躁狂病人常主诉思维清晰,但在急性躁狂时,每个联想在意识窗口的停留时间过短,以致对每个联想的认知尚不清晰就闪过去了,故躁狂病人常做蠢事;相反,思维迟缓的脑意识层能量代谢不足,在单位时间内,每个联想的清晰度低于常人,所以抑郁病人常主诉思维混沌。

6. 鉴别:思维缺失是感知不到联想,但潜意识的联想转速正常。病人虽然对别人的问话听不懂、不理解,但却能正确回答;思维迟缓是联想转速减慢。病人对别人的问话听不懂、不理解,也难以正确回答。

7. 治疗:思维迟缓属于阻滞性抑郁症状,如为单相抑郁,可选用氟西汀起始量 20 mg/早,或文拉法辛缓释剂起始量 75 mg/早;如为双相抑郁,可选用鲁拉西酮起始量 20 mg/晚饭后即服,或阿立哌唑起始量 5 mg/早 治疗。

(三)思维贫乏

1. 概念:思维贫乏是病人脑中找不出什么想法,且察觉不到其异常,故无所谓。例如:18 岁精神分裂症女性,病程 7 年,脑中无思维内容,口齿也不如原来清楚,说话速度减慢,从不主动说话。父母问,被动答;别人问,不理睬。回答问题只有两种形式,一是顺着对方问的答,二是答不知道。病人自觉不是毛病,不需治疗。

2. 机制:思维贫乏可能是神经纤维过度修剪,导致意识与大部分联想中断,大部分联想被埋入潜意识浅层,因长期废用,这些联想在潜意识浅层中也逐渐凋零。

3. 鉴别:思维贫乏是不想去想,也想不出来,对此不感到异常,故不着急;思维迟缓是想去想,但想不出来或想得很吃力,对此感到异常,故着急。

4. 治疗:思维贫乏属精神分裂症阴性症状,难治,可选用阿立哌唑起始量 5 mg/早;或氨磺必利起始量 100 mg/早,100 mg/中;或舒必利起始量 100 mg/早,100 mg/中。实在无效,可考虑用氯氮平起始量 25 mg/早,50 mg/晚。

（四）病理性赘述

1. 概念:病理性赘述是在癫痫性痴呆基础上,思维尚不贫乏,但病人对联想缺乏选择能力,导致该讲的和不该讲的都不加选择地讲出来,听得让人心烦。例如,医生问"你们工厂几点上班?"病人答:"我每天 7 点起床,洗脸,漱口,到厂对面的锅炉房打水,那里的开水很热,锅炉房有个值班的老头,60 多岁了,他有一个孩子,7～8 岁的样子,孩子的妈妈常来,提着一个篮子,里头放着吃的东西,我打开水时碰见过她。洗完脸后才去食堂吃饭,人很多,要排队,我每天吃一大碗稀饭、两个馒头、一分钱咸菜,工人们常常吃完饭就去打乒乓球,我不会打,所以吃完饭就上班了,不到八点钟就开始工作"。

2. 机制:长神经纤维传导需要的能量较多,短神经纤维传导需要的能量较少。在癫痫反复发作后,脑反复发作性缺血缺氧,导致长神经纤维先受损,而短神经纤维保留。这样,病人就不能跳跃式回答问题,而只能沿着短神经纤维一站一站地接力传递,故要等所有细节都讲完,才能回答问题。

3. 鉴别:病理性赘述和思维散漫都是回答不到点子上,即使经常打断其话题,让病人直接回答问题,也不奏效。但只要耐心听,病理性赘述最终能回答问题;而思维散漫则越说离主题越远,最终没能回答问题。

4. 治疗:对病理性赘述本身并无治疗方法,但用抗癫痫药(例如,丙戊酸钠缓释片起始量 500 mg/早)预防癫痫再发作,防止癫痫性痴呆的恶化,从而防止病理性赘述的恶化。

二、思维连贯性障碍

（一）思维散漫

1. 概念:思维散漫是在意识清晰状态下,说话时句与句之间尚有意思联系,但不能紧扣主题,会越扯越远。例如,医生问监狱女病人,"你用衣服蒙头干什么?"答:"裤子上真的有个大大的口子。主动按老太的腹部,是有利于她大便。这个玩笑开大了,因为领导要来了。我不哭了,再也不哭了,我不是装的,我马上要哭,不能哭。"仔细分析,句与句之间还是有意思联系的,"衣服-裤子-腹部-大便-说话不恭-领导面前说话要恭敬-不能失态-不能哭"。但离"你用衣服蒙头干什么?"这个主题的回答却越扯越远了。

2. 机制:正常人的意识有遴选功能,它能让前意识浅层的联想按照逻辑,有序地进入意识,这样,说话就有逻辑、连贯、有主题。思维散漫病人的意识遴选功能减退,导致前意识浅层的联想进入意识层较随意,故逻辑松弛、连贯性差、主题性弱,表现思维散漫。

3. 鉴别:与思维散漫病人和病理性赘述病人交谈,医生都会感到不耐烦,因为病人不能直接回答问题。但病理性赘述绕了一大圈以后,最终回答了你的问题;而思维散漫在接话题时似乎有回答你问题的希望,但越扯越远,最终没能回答你的问题。

4. 治疗:思维散漫属于精神分裂症阳性症状,故按阳性症状治疗,例如,利培酮起始量 1 mg/早,或奥氮平起始量 5 mg/晚。

(二)思维破裂

1. 概念:思维破裂是在意识清晰状态下,说话句与句之间、甚至词与词之间缺乏联系。例如,"大鼻子的赵××,大人们去紧张,自由自在叫我起床。啊,不行不行,叫我去爱你,12345,我真的爱你。"这是句与句之间缺乏意思关联。又如,"米饭大部分是思想问题"。这是词与词之间缺乏联系,又称词的杂拌。

2. 机制:正常人的意识层有遴选功能,它能让前意识浅层的联想按照逻辑,有序地进入意识,这样,说话就有逻辑、连贯、有主题。思维破裂病人的意识遴选功能丧失,导致前意识浅层的联想完全不按逻辑、无序地进入意识,这样,说话就没逻辑、不连贯,没主题,表现思维破裂。

3. 鉴别:思维散漫是言语会跑题,但句与句之间尚有意思联系;而思维破裂是句与句、甚至词与词之间缺乏意思联系。

4. 治疗:思维破裂属于精神分裂症阳性症状,按阳性症状治疗,例如,利培酮起始量 1 mg/早,或奥氮平起始量 5 mg/晚。

（三）思维不连贯

1. 概念：思维不连贯是在意识障碍状态下，说话段与段、句与句、词与词之间缺乏联系。例如，54 岁谵妄女性。3 天来睡不好，24 小时内突然不认识家人，说医院是草芳村，自语不停："动则那边了，带姑娘，走，杀猪杀鸭，盲人，上代白冲，爸爸，爷爷，奶奶，戴眼镜的。"

2. 机制：当意识障碍时，病人处于前意识状态，对言语的注意力减退，瞬时记忆随之减退，前说后忘，所以后面说的，与前面说的主题脱节，导致思维不连贯。如果说几句就忘记，则主题与主题之间不连贯；如果说一句就忘一句，则句与句之间不连贯；如果说一词就忘一词，则词与词之间不连贯。

3. 鉴别：思维散漫和思维破裂都是在意识清晰的背景下发生的，不伴有定向障碍，事后无遗忘；而思维不连贯是在意识障碍的背景下发生的，常伴有定向障碍，事后有遗忘。

4. 治疗：在谵妄背景下的思维不连贯，成人可用奥氮平起始量 5 mg/晚，60～80 岁的老人则用奥氮平起始量 2.5 mg/晚。

（四）思维中断

1. 概念：思维中断是病人在意识清晰背景下，突然找不到思维了，刚刚说的话题突然忘了，经提醒也不能回忆。例如，病人说："正在思考的内容突然没了，像沙子从手中漏脱一样，以致话讲到一半，突然停下。事后也不能回忆当时在想什么。"

2. 机制：当皮质功能减退时，接通某联想的神经纤维突然功能中断，以致某思维就像灭了灯一样，突然沉入潜意识，病人感到该思维丢了。如果病人强调，正在思考的内容是被外力夺走的，则为思维被夺（例如，自己的记忆力被收走了），但机制与思维中断相同。

3. 鉴别：思维中断与思维缺失都是脑中一片空白，找不到思维了，但思维中断是发作性的，持续几分钟就能缓过来，又有新的思维出现；而思维缺失是持续性的，渐渐想不起来正在想的事了，持续数小时、数天、甚至数月。

4. 治疗：思维中断属于精神分裂症阳性症状，按阳性症状治疗，例如，利培酮起始量 1 mg/早，或奥氮平起始量 5 mg/晚。

（五）思维插入

1. 概念：思维插入是脑中突然插入一个意外观念或表象，例如，看动漫时突然有"从这里跳下去"的思维闯入，与当时的动漫内容毫无关系。

2. 机制：当皮质功能减退时，前意识的超我监察和抑制能力放松，潜意识浅层的一个联想突然闯入意识，表现为思维插入。

3. 鉴别：思维插入是来自自己的精神内容，占领思维空间，此刻病人不能同时想其他事情；精神性幻听是来自异己的精神内容，不占领思维空间，此刻病人能同时想其他事情。

4. 治疗：假设是 γ-氨基丁酸能神经元被抑制，引起思维插入，故用氯硝西泮 0.5 mg 一日 2 次治疗，通常有效。

（六）强制性思维

1. 概念：强制性思维是阵发性出现集束性思维插入，病人对此感到意外，常形容为"思维密集""大脑井喷"，但还没来得及感知清楚，思维就前推后拥地从意识窗中闪过去了，因为来不及感知清楚，故事后多不能复述。"思维密集"期一次 5 分钟，然后"思维迟钝"期 25 分钟，之后两者交替，历经 1～4 小时结束。

2. 机制：当皮质功能减退时，前意识的超我监察和抑制能力放松，潜意识浅层的一系列联想突然无序地闯入意识，表现强制性思维。

3. 鉴别：思维插入是单一的观念插入，而强制性思维是一系列的观念快速插入。所以，强制性思维性质上比思维插入重。

4. 治疗：假设是 γ-氨基丁酸能神经元被抑制，引起了强制性思维，故用氯硝西泮 0.5～1 mg 一日 2 次治疗，通常有效。

三、思维逻辑障碍和言语表达障碍

象征性思维和逻辑倒错性思维是思维逻辑障碍，而语词新作和诡辩性思维是言语表达障碍。

（一）象征性思维

1. 概念：象征性思维是用自己具体的行为、动作、言语代替抽象概念。正常人的象征性思维并不当真，例如，买个圆的蛋糕，表示团团圆圆；而病理性象征性思维则当真，例如，男病人吃大便，理由是把坏东西吃掉,好的留给别人,这是毫不利己,专门利人。

2. 机制: 私我欲望不能都实现,人们会用具体的行为、动作、言语去象征性实现私我欲望,这就是象征性思维。正常人知道,这是象征性实现,不是真的实现。病理性象征性思维将象征性实现与真的实现混为一谈。当象征性思维进入意识层面时,自我主见对象征性实现与真的实现的甄别能力丧失,才引起病理性象征性思维。病理性象征性思维对精神分裂症的诊断有意义。

3. 鉴别: 用自己的具体行为、动作、言语代替抽象概念,称为象征性思维。例如,水是圣洁的,我通过洗衣服,可以净化我的灵魂。但如果是对别人的具体行为、动作、言语,通过象征性解释,然后再与自己联系起来,称为特殊意义妄想。例如,在饭馆里,老板劝我点扒皮鱼这道菜,意思是要扒我的皮。

4. 治疗: 病理性象征性思维属于精神分裂症阳性症状,所以按阳性症状治疗,可用利培酮起始量 1 mg/早,或奥氮平起始量 5 mg/晚。

(二)逻辑倒错性思维

1. 概念: 逻辑倒错性思维是判断正常、推理错误,从而得出错误结论。例如,女病人心想太阳是圆的,眼珠也是圆的,所以眼珠也是太阳,太阳应该生在外面,故用手去抠自己的眼珠。

2. 机制: 正常成人处于意识状态时,只有将两个事物的所有属性对比相同,才能推断两事物的属性完全相同。病人处于前意识浅层状态,模糊地比对两事物的部分属性相同,就推断两事物的属性完全相同,这就是逻辑倒错性思维。逻辑倒错性思维往往见于精神分裂症青春型。

3. 治疗: 逻辑倒错性思维属于精神分裂症阳性症状,所以按阳性症状治疗,可用利培酮起始量 1 mg/早,或奥氮平起始量 5 mg/晚。

(三)语词新作

1. 概念: 语词新作是在意识清晰状态下,自创表达方式(包括文字、言语、图案),他不解释,别人就不懂。很像是上古人结绳记事,自己打不同的结,表达不同的含义,自己不解释,别人就不知其含义。

2. 机制: 正常时,前意识浅层的纯意思夹杂着片段言语,要经过加工,才能成为外部言语表达出来,为大家所理解。可是,语词新作是因为脑能量不足,省去"加工成外部言语"这道工序,将"纯意思夹杂的片段言语"直接说出来,由于言语片段,所以大家听不懂。例如把"有个女人要杀我"表达为"女杀"。病人不解释,别人永远不知道"女杀"是什么意思。如果解释了,等于是补上了"加工成外部言语"这道工序,别人就能听懂了。

3. 原创? 语词新作是将应表达清楚的事物没表达清楚,导致别人听不懂,故为言语表达障碍,不算原创。例如,我用"不庐"来表示"不识庐山真面目"。你说这是言语表达障碍?还是原创?

4. 神秘? 暗语、黑话,是在特殊人群内部能听懂,故意不让外人听懂,故外人觉得有些神秘;语词新作的自创词汇是想让人听懂,因为少了"加工成外部言语"这道工序,导致别人听不懂,所以并不神秘。

5. 逻辑障碍? 医生因为听不懂病人说的语词新作,所以误将之归为逻辑障碍。其实语词新作只是没表达清楚,只要表达清楚,并无逻辑障碍。例如,"女杀"的意思就是"有个女人要杀我"。这有什么逻辑障碍?

6. 价值:偶尔出现一次语词新作,对精神分裂症诊断没什么价值,例如,病人感到外界有一种力量在控制自己,是一种什么力量,他也说不清,于是就把这种力量称为"幻网",这是语词新作。但病人是为了表达自己的病理体验,又找不出合适的词,在他接触的人群中,也没听说过有这种体验,故只有自创"幻网"来表达。与其说是言语表达障碍,不如说是这种精神病理体验确实难以表达。所以,这种语词新作的病理性价值就较低。如果频繁出现语词新作,例如,用"白粉"表示"研究生",用"托斯"表示"头昏",用"山"代表"所以",用"反山"表示"因为",用"ty100"表示"美容"。这说明病人省去"加工成外部言语"这道工序是常态,有明显的言语表达障碍,病理价值就较高。

7. 行业术语:如果病人说的是行业术语,并按照行业术语的意思来表达,即使医生听不懂,也不能说是语词新作。例如,病人说,想题目时有心流感觉,医生问:"什么叫心流?"答:"感觉到注意力特别集中"。医生上网查:心流(英语:Mental flow)在心理学中是指一种人们在专注进行某行为时所表现的心理状态。故"心流感觉"不算是语词新作。

如果病人说的是行业术语,但不按照行业术语的意思来解释,而是自行解释一套,则算是语词新作。例如,病人说:"你调了药,我感觉严重了,就是担心的事情多了,心力衰竭。"医生让他解释心力衰竭。他说:"心力衰竭指的是老是想担心的事情,而且想的时间特别长,想的脑子难受"。这里的"心力衰竭"是语词新作。

8. 网络流行语:如果病人说的是网络流行语,并按照流行语的意思来表达,尽管医生不懂,但一经上网查实,则不能算是语词新作。例如,病人说,"我的心理承受能力特别差,心熟了",医生问家属当地有无"心熟"这个词,家属说没有,医生归为语词新作,回来上网一查:"心熟"的意思是心里的怒火快把自己的心脏烤熟了。只有自认无知,将之从语词新作中剔除。

9. 治疗:精神分裂症出现频繁的语词新作,就按精神分裂症阳性症状治疗,例如,利培酮起始量 1 mg/早,或奥氮平起始量 5 mg/晚。

(四)诡辩性思维

1. 概念:诡辩性思维是用复杂的言语表达简单的事物,导致别人听不懂。例如,病人说,"因果关系如何在现象的杂多中可能? 我们经常赋予事实 A 与事实 B 因果关系,为什么我们对 A 与 B 的关系是继承性的。从休谟的怀疑主义立场来看,A 与 B 的因果只是人赋予的,而康德只解释了为什么这样赋予。但 A 与 B 的形而上学关系仍然存疑。"

2. 机制:在前意识浅层,信息尚处于无言语的纯意思或夹杂片段言语的原始状态。因为脑能量不足,病人不能有效地将之组织成外部言语,导致说出来的话别人听不懂,即诡辩性思维。不能有效地组织成外部言语,表现在 4 个环节上:① 不能将语序理顺,导致语序颠倒;② 找不到最适合的词来表达,只能用近义词表达(错语症);③ 经常漏字、漏词、漏句;④ 重复用词(不会用指代简化用词)。

3. 复原:根据这 4 个环节进行复原,可以还原成别人能听懂的话。

(1)理顺语序:例如,病人说,"因果关系如何在现象的杂多中可能?"理顺语序后为:"在杂多的现象中,如何可能因果关系?"

(2) 纠正错语症:将上例的"杂多"纠正成"复杂"。即"在复杂的现象中,如何可能因果关系?"

(3) 补上漏字:将上例"如何可能因果关系?"补上漏字,成为"如何才可能找到因果关系?"这句话就复原为"在复杂的现象中,如何才可能找到因果关系?"

(4) 用指代词来置换重复用词:例如,"我们经常赋予事实 A 与事实 B 因果关系,为什么我们对 A 与 B 的关系是继承性的。从休谟的怀疑主义立场来看,A 与 B 的因果只是人赋予的,而康德只解释了为什么这样赋予。但 A 与 B 的形而上学关系仍然存疑"。这里:"事实 A 与事实 B 因果关系"用了 4 遍,会把人搞糊涂,用指代置换重复用词,并对意思重复的句子进行删节,意思就好懂了。"我们经常赋予事实 A 与事实 B 的因果关系,休谟认为,这是人为的,而康德对此依然存疑"。这段话的中心思想是"事物的因果关系是人为赋予的"。

4. 如何看待:诡辩性思维病人因为说的话让医生听不懂,所以医生经常的反应是:① 把病人打发走了事;② 判断病人有逻辑障碍,因为有逻辑障碍,所以诊断为精神分裂症。可是,按照精神分裂症阳性症状来治疗,效果并不好。

5. 是逻辑障碍吗? 逻辑障碍是由于逻辑推理的错误,导致错误的结论,诡辩性思维尽管说得让人听不懂,但通过复原后发现,其推理和结论并无错误。所以,诡辩性思维不是逻辑障碍,而是言语表达障碍。

6. 有高深学问吗? 诡辩性思维病人说话让人听不懂,加上病人常用哲学词汇,外行人可能认为,病人的学问太高深,所以我们听不懂,这真是抬举了病人。病人是因为言语组织能力障碍,导致很简单的意思都表达不清楚,所以人们才听不懂。

7. 诊断价值:诡辩性思维反映了言语组织能力下降,往往跟思维不清晰有关。最常见于人格解体障碍,次常见于精神分裂症,罕见于双相抑郁症。诡辩性思维对疾病的诊断并无特异性价值。

8. 治疗:没有哪种药物治疗诡辩性思维有特效,主要是治疗原发病,例如,人格解体障碍用拉莫三嗪起始量 25 mg/早,或氯硝西泮起始量 0.5 mg/早,0.5 mg/晚;精神分裂症用利培酮起始量 1 mg/早;双相抑郁症用鲁拉西酮起始量 20 mg/晚饭后即服。只有原发病改善,诡辩性思维才可能改善。

四、言语活动形式障碍

(一) 持续言语

1. 概念:不管检查者如何改变话题,病人总是以第一次回答的答案来应答。

2. 机制:额-颞环路能生成言语,痴呆和慢性精神分裂症病人的该环路功能不足,在持续性交流期间,该环路只能开始接通一次,随后就中断,开始接通能生成言语,正确回答检查者提问,之后检查者继续提问,该环路因能量耗竭而功能中断,意识中只剩下前一个答案,所以不管你再问什么,回答只有前一个答案。休息一会儿(1~2 分钟后),检查者继续再问,病人的该环路又能接通一次,但随后中断,于是依然是第一个问题能正确回答,再问,就只能重复第一个答案。例如,医生问:"你原来做什么的?"病人答:"计划科银行助理经济师。""怎么生病的?""计划科银行助理经济师。""生病多长时间啦?""计划科银行助理经济师。"停顿一会儿,医生再问:"你是大学毕业的吗?"病人答:"因为小毛病未上山东大学,我一个好同学在北京上大学。""这次住院住了多长时间?""因为小毛病未上山东大学,我一个好同学在北京上大学。"

3. 关联:持续言语与持续动作是二位一体,机制一样,只是一个表现在言语上,一个表现在动作上。

(二) 模仿言语

1. 概念:模仿言语是指检查者问什么,病人就重复检查者的问话,然后不予回答或给予回答。例如,医生问一位 27 岁伴中度精神发育迟滞(IQ38)的精神分裂症男性。

问:你几岁了?

答:你几岁了?

问:是男是女?

答:是男是女? 我是男的。

问：电视会看？

答：电视会看？拖拉机也是耳机（你问他电视，他理解成电视机，接着音联到拖拉机和耳机）。

问：你一天吃几顿饭？你肚子是否老是饿？

答：你肚子是否老是饿？

从这段问答看来，有的是整句重复，没有回答；有的是整句重复后，然后回答，反映了他的言语生成困难。

2. 机制：额-颞环路能生成言语，当精神分裂症紧张型、痴呆、精神发育迟滞时，该环路功能下降，严重降低了自发性言语的产生，当检查者询问时，病人一时答不上来，要想一想，又不好意思沉默，所以先重复问话，争取时间，等待自发性言语的产生，如果过之后产生了自发性言语，就回答问题；如果过之后仍未产生自发性言语，只有沉默。就像我们初学英语一样，老师指着门问："What is this？"如果你背得熟练，直接回答："This is a door"；如果你背得不熟，先迟疑地重复老师的问话："What——is——this——？"即模仿言语，随后想出来就答："This is a door。"想不出来就愣在那里。

3. 比较：持续言语和模仿言语的共同点是额-颞环路功能低下，不易接通，找不到自发性言语来回答，持续言语在首次询问时还能找到适当言语回答，再问就找不到了，只有用首次回答的答案来敷衍检查者；模仿言语是第一次就答不上来，只有模仿询问者的话来拖延一下。如果之后仍答不上来，则生成言语的损害比持续言语还重。

（三）刻板言语

1. 概念：刻板言语是病人的一句话讲完，仍不停地自发重复这句话，重复可达数小时之久。例如，医生问精神分裂症紧张型病人有什么要求，答："我要出院，我要出院，我要出院……"甚至医生已经离开，病人仍不断重复"我要出院"。

2. 机制：当紧张症时，皮质功能抑制，意识的自我主见抑制，不能主动终止已讲完的话，导致这句话在自动重复。就像是闹钟响后，你不按终止键，闹钟将一直响下去，响的内容相同，直到电量耗尽。当慢性精神分裂症时，皮质抑制程度较轻，刻板言语的重复遍数较少。例如，医生问："怎么不好？"答："主要是人际关系，留不住人，反应慢，别人跟你说，立马答不上来，立马答不上来，立马答不上来，立马答不上来。"医生问："用前面的药有效吗？"答："好一些，好一些，好一些，好一些。"医生问："好多少？"答："就是没好，就是没好，就是没好。"

3. 鉴别：持续言语与刻板言语都是在重复前一句话。但持续言语的重复是为了应对检查者的提问，检查者不问，他不会重复；相反，刻板言语是自我主见被抑制，不能终止前一句话的兴奋，所以不论检查者是否继续问，他都重复不停。持续言语是在执行回复功能，而刻板言语则是无意义地机械重复。

4. 关联：刻板言语与刻板动作是二位一体，机制一样，只是一个表现在言语上，一个表现在动作上，都见于精神分裂症紧张型。

5. 治疗：利培酮起始量 1 mg/早，加上氯硝西泮起始量 1 mg/早，1 mg/晚。

（四）重复言语

1. 概念：当一句话讲到句末时，会以越来越快的速度重复句末的这个词，病人明知不必，但控制不住地重复下去。例如，病人说："医生，我何时能离开这家医院？我何时才能离开、离开、离开、离开、离开。"

2. 机制：当脑动脉硬化或多发性腔隙性脑梗塞时，损害了黑质-纹状体多巴胺通路，导致喉头肌张力增强，甚至痉挛，一句话讲完，会以越来越快的速度重复句末这个词。所以，重复言语实际上是一种言语运动障碍。

3. 拓展：言语运动障碍有四种，第一种是句首重复，称为结巴，是对一句话开头的发音难以掌控，以致反复发声，延长发声，例如，"我我我就是说"；第二种是句中重复，称为口吃，是对一句话的中间难以掌控，一句话讲到一半，就讲不下去，重复在说一个词，例如，"你打打打一个方向灯给我看看"；第三种是句末一个词重复，即重复言语，是对一句话最后一个词难以掌控，讲到末了，会以越来越快的速度重复句末这个词；第四种是句末最后一个音节的重复，称为言语痉挛，是对一句话最后一个音节难以掌控，以越来越快的速度重复句末最后一个音节,例如"我希望住医院、医院、院、院、院、院"。

4. 类比:重复言语与强制性哭笑都是运动失控,只是重复言语是喉头肌运动失控,而强制性哭笑是表情肌运动失控。

总的来看,持续言语和模仿言语都是言语生成困难,持续言语只能生成一次言语,后面只是重复第一次言语;模仿言语更惨,连一次言语也生成不出,只能重复检查者的问话。刻板言语和重复言语则是说了就刹不住,反复讲,刻板言语是整句反复讲,重复言语是句末一个词反复讲。

第二节　思维内容障碍

思维内容障碍包括妄想、强迫观念和超价观念。

一、妄想

（一）概念和属性

1. 概念:妄想是在病理基础上,产生歪曲的信念、病态的推理和判断。

"在病理基础上"是指正常情况下不会产生该信念,只有生病时才有,等生病缓解后,自己又觉得该信念站不住脚。"歪曲"是指不符合现实。故"在病理基础上,产生歪曲的信念"是指原发性妄想,即用不着推理和判断,就油然而生的信念。

而"病态的推理和判断"是指继发性妄想。例如,幻听说饭里有毒,病人感到被害,这是基于幻听病态下的推理和判断;病人情感高涨,认为自己能当省长,这是基于情感高涨病态下的推理和判断;病人情感低落,认为自己的工作失误是犯罪,这是基于情感低落病态下的推理和判断。基础病态缓解,妄想随之消失。

2. 属性:妄想有四个属性。

（1）不符合现实:单独这一点不足以说明是病态的,因为正常人也有不符合现实的错误信念。

（2）不符合其所受教育程度:正常人虽有错误信念,但错误信念不会低级到与他的教育程度不符。相反,病人的错误信念就能低级到与他的教育程度不符,例如,病人相信电视里的人能看见自己。所以,信念与所受教育程度不符与病态的关系较大。

（3）坚信不疑:既不为劝说所纠正,也不为事实所纠正。正常人的错误信念可不为劝说所纠正,但事实俱在,就会认错。可是,即使事实俱在,病人仍不认错。例如,病人认为自己在开发区有一家工厂,去实地看没有,但仍相信有。在事实面前仍不认错与病态的关系较大。

（4）涉及自我调节:自我(ego,而非 self)用于调节超我与私我之间的冲突。妄想所折射出的信念,应与自我的调节功能有关。而与自我调节功能无关的错误判断,例如,1+1=3,则不是妄想。在妄想的 4个属性中,"涉及自我的调节功能"在临床上用得较少。

（二）原发性妄想

1. 概念:原发性妄想是病人油然而生的一种念头,不经甄别,立即采信。例如,病人说,"我感到王平害我,无证据,是感觉。"这种不需要判断、推理参与的信念,心理治疗当然无效。

2. 心理机制:正常人觉醒时,潜意识浅层的原始信念偶尔也会进入意识,但意识的自我主见理性部分立即去甄别,如果证伪,则放弃该信念;如果证实,则奉为"灵感"。当有人问:"你是怎么想到这一灵感的?",答:"直觉、第六感。"精神分裂症病人觉醒时,潜意识浅层的原始信念时常进入意识,而意识的自我主见理性部分被催眠了,不能进行甄别,而自我主见的感性部分立即认同这一信念,这样,原始信念就成了"免检产品"被采信,故常出错。

如果原始信念进入意识层,则信念清晰。例如,病人突然感到自己以前的对象就住在楼上,马上上楼去找,这是成熟妄想;如果原始信念只进入前意识浅层,则信念模糊,例如,病人只感到有人要害他,但是是谁、在什么时间、用什么手段害他,他也说不清,这是不成熟妄想;如果原始信念只进入前意识深层,则具体信念尚未形成,只有模糊的直觉,例如,感到要大祸临头了,是什么大祸,病人自己也说不清,这是妄想心境。一位病人在下午 4:30 突发一种异样的、说不出的、很神奇的感觉,到晚上吃饭时说,好像有人在偷看他,后来又说是说不清的感觉。医生问他:"是否有好多双眼睛在看他?"他说:"是"。这种"说不出的、很神奇的感觉"是关系妄想位于前意识深层,这"好像有人偷看他,后来又说是说不清的感觉",是关系妄想在前意识浅层与前意识深层之间徘徊。

妄想的严重度由强到弱依次为成熟妄想＞不成熟妄想＞妄想心境。抗精神病药治疗的疗效由好到差依次是妄想心境＞不成熟妄想＞成熟妄想。因为妄想心境的潜意识浅层信念唤醒的最弱,故最易被控制;不成熟妄想的潜意识浅层信念唤醒次弱,故次易被控制;成熟妄想的潜意识浅层信念唤醒最强,故最难被控制。

3. 生物机制:在边缘系统,多巴胺激动 D_2 受体,将潜意识浅层的原始信念唤醒至意识,引起油然而生的信念,多巴胺与乙酰胆碱相拮抗,多巴胺增多就降低了乙酰胆碱能,乙酰胆碱能增强记忆,乙酰胆碱能降低则记忆损害,相关的理性思维不能唤醒,油然而生的信念就作为"免检产品"被采信,成为原发性妄想。

4. 药理机制:抗精神病药阻断边缘系统的多巴胺 D_2 受体,减少潜意识浅层的原始信念唤醒,同时解除了对乙酰胆碱的拮抗,唤醒了记忆,激活了理性思维对妄想的甄别功能,故妄想缓解。但妄想信念并未退回潜意识浅层,而是退到前意识浅层蛰伏下来,病人还记得妄想信念,只是不采信了,不提了。由于抗精神病药并未解除升高多巴胺的原因,故抗精神病药一停,边缘系统升高的多巴胺将再次激动 D_2 受体,妄想信念再度由前意识浅层进入意识,理性思维再度不能唤醒,妄想信念再度被采信,妄想复发。故抗精神病药需长期维持治疗。即使抗精神病药剂量不减,中脑-边缘通路多巴胺能亢进的病因也可能持续恶化,从而突破抗精神病药的控制,妄想复发,称突破性妄想发作。

(三)继发性妄想

找不到原因的妄想称为原发性妄想。找得到原因的妄想称为继发性妄想,最常见的原因是幻觉、情感高涨和情感低落,在妄想概念中已提过(见 P47),故略过,这里叙述其他原因。

1. 错觉:对错觉进行妄想性解释。例如,病人说,眼前的母亲是复合体(Capgras 综合征),所以病人推测,真正的母亲隐居在深山老林里,怕被人追杀。

2. 思维插入或思维被夺：病人对思维插入或思维被夺进行妄想性解释。例如,病人感到外星人将飞碟技术图纸一下子植入他脑中(思维插入);或感到自己想好的词被科学家从键盘上突然删除了(思维被夺)。

3. 记忆减退：痴呆病人记忆减退,找不到自己存放过的东西,故怀疑是别人偷的,即被窃妄想。

4. 妄想心境：是一种游离性焦虑,表现为突然发作性害怕,怕什么自己也不知道,常持续半小时左右。此时易感妄想突发,通过妄想突发,病人终于找到怕的原因了。

5. 被动体验：当意识清晰时,潜意识深层也能驱动精神运动性活动,"意识"感知不到"潜意识"深层,却眼睁睁地看着被驱动的精神运动性活动,所以不承认这是自己想的或自己做的,这是被动体验。例如病人说:"我在讲话,但这不是我讲的,是异己的力量控制我的嘴在讲。我在做事,但这不是我做的,是异己的力量控制我的肢体在做。"如果病人将异己力量解释为外源性的(例如,超声波、无线电控制),则是影响妄想;如果将异己力量解释为内源性的(例如,身上来了魔鬼、大仙),则是着魔妄想。故影响妄想和着魔妄想都是继发于被动体验。

6. 意识障碍：意识障碍时认知背景昏暗,易出现错觉,意识障碍处于前意识状态,超我的稽查能力减退,潜意识深层的联想通过化装,换了身份混入意识,表现为幻觉。错觉和幻觉可引起继发性妄想;意识障碍时推理判断能力也下降,易引起继发性妄想。

(四)妄想的时轴

妄想可从目前往过去和将来延伸,对真实知觉的妄想性解释,称妄想知觉;对真实记忆的妄想性解释称妄想性回忆;对将来的妄想性预判称妄想性预见。

1. 妄想知觉：例如病人说:"汽车喇叭声、风吹树叶声都是在跟我说话",这"汽车喇叭声、风吹树叶声"是真实知觉 ;"在跟我说话"是妄想性解释。又如,病人喉咙不舒服,她解释是怪兽控制了她的喉咙。"喉咙不舒服"是真实知觉 ;"怪兽控制了她的喉咙"是妄想性解释。

2. 妄想性回忆：又称为妄想的逆行性扩张。例如,病人先相信王平害他,然后想起 3 年前在外吃饭,回来又吐又泻,上医院就诊,医生说是食物中毒;1 年半前在家,喝水后头晕,感到自己中毒了。现在想来,那都是王平在害他。

3. 妄想性预见:例如,病人能预见世界下一步会变成什么样子,别人下一步要干什么,当然,预见往往出错 。

4. 妄想在不同时间的稳定性和变异性:人的知识结构和欲望既相对稳定,又在逐渐更新。有的病人每次复发的妄想内容与上次一模一样,说明他的知识结构和欲望没什么变化。有的病人每次复发的妄想性质与上次一样,但内容有了新变化,说明他的知识结构有了变化,而欲望并没有变化。有的病人后来复发的妄想性质和内容与前一次均不一样,说明他的知识结构和欲望都发生了变化。

(五)妄想内容

妄想无论怎么荒谬、离奇,都是脑产生的,而脑是由私我欲望驱动的。私我欲望分为生理欲望、安全欲望、社交欲望、被尊重欲望、自我实现欲望。就妄想种类的分布来看,涉及安全欲望的有 8 种,涉及自我实现欲望的有 5 种,涉及社交欲望的有 4 种,涉及被尊重欲望的有 2 种,涉及生理欲望的只有 1 种。

1. 涉及安全欲望的妄想:这类妄想主要是感到安全受到威胁,其中人身安全受威胁的有被害妄想、罪恶妄想,隐私安全受威胁的有内心被揭露感、监视妄想,精神自主性受威胁的有影响妄想、着魔妄想,躯体健康受威胁的有疑病妄想、虚无妄想。

(1) 被害妄想:无端认为某团体或个人在迫害他。例如,病人说,爸爸给她的同学钱,让同学一起来欺负她。

(2) 罪恶妄想:无端认为自己犯下重罪。例如,女病人认为她的脚对宇宙做了一些不堪的事(她用脚玩弄了宇宙)。

(3) 内心被揭露感:无端感到自己心里想的事被别人知道了。例如,女病人感觉男生发现了自己的内心秘密,并在全国播放自己的内心秘密。

(4) 监视妄想:无端感到有人在监视自己。例如,怀疑有人从电脑摄像头里看她,故用贴纸把摄像头贴住。

（5）影响妄想:感到外力在控制自己的精神活动。例如,"视频里的日语老师通过我的嘴在说话"。

（6）着魔妄想:感到体内来了精灵,在控制自己的精神活动。例如,病人跳江,说她身体里有两个人,一个哥哥是恶魔,一个姐姐是天使,恶魔让她跳,天使不让她跳。

（7）疑病妄想:无端认为自己患了重病。例如,内眼看见自己的大脑正在散发毒素,毒素在侵害自己,因而相信自己患了重病。

（8）虚无妄想:病人感到自己精神或身体的一部分或全部缺失了,烂掉了。例如,病人感觉自己心灵和身体的每一寸都在腐烂。

2. 涉及自我实现欲望的妄想:涉及能力发挥的有能力夸大妄想、洞悉他人体验,影响他人体验,涉及理想实现的有财富夸大妄想、妊娠妄想。

（1）能力夸大妄想:无端认为自己有超人能力。例如,说自己能造飞碟,能开飞碟。

（2）洞悉他人体验:病人认为自己能感受到别人的想法。例如,病人脑中能接收到他亲近的人在想什么,如姥姥想,自己活着还有什么意思?

（3）影响他人体验:病人感觉自己有能力影响周围人或自然现象。例如,自己的思维能控制楼上老奶奶和邻家小孩的思维,自己的气场能使别人感到难受、愤怒;自己能控制家人的说话;能控制天气改变,驱散乌云。

（4）财富夸大妄想:无端认为自己有许多财产。例如,病人说,"我有钱了,我外面有很多生意,到底有多少钱,我也不清楚。"

（5）妊娠妄想:病人明明没怀孕,却说自己怀孕了。例如,一位住院女病人妄说自己怀孕了,每天扶着腰像孕妇一样走路,后来又说要生了,表现出分娩时的场景。

3. 涉及社交欲望的妄想:涉及被爱的有被培养妄想、援助妄想、钟情妄想,涉及爱被夺走的有嫉妒妄想。

（1）被培养妄想:无端认为自己正被组织培养。例如,病人认为中央领导派人来考察他,想让他去北京工作。

（2）援助妄想：无端感到暗中有人在帮助她。例如，病人一到考场，就觉得有人监视他，怕他把脑子用坏了。

（3）钟情妄想：无端认为某异性钟爱他。例如，遇到一个开跑车的女子向她微笑，他认为那是爱情。

（4）嫉妒妄想：无端相信自己的配偶有外遇。例如，看见鞋柜里妻子的旅游鞋上有土，便认为是妻子与野男人旅游的证据。

4. 涉及被尊重欲望的妄想：涉及有尊严的社会地位的有身份夸大妄想、血统妄想。

（1）身份夸大妄想：无端夸大自己的身份。例如，躁狂病人说，自己是天王爷派下来到处打假、干大事的。

（2）血统妄想：血统妄想是感到某名人是自己的亲生父母。病人说，自己是某国家领导人的女儿。非血统妄想是感到自己不是现在父母亲生的，例如，病人认为，自己不是现在父母亲生的，是抱养的。有血统妄想的一定有非血统妄想，相反，有非血统妄想的不一定有血统妄想。

5. 涉及生理欲望的妄想是贫穷妄想：病人因为情绪低落，所以对自己的经济状况过于低估。例如，病人说，自己现在是世界上最没钱的人，连一条鱼都舍不得买。

6. 妄想形式：关系妄想和特殊意义妄想只是一种妄想形式，可根据妄想的内容涉及不同的私我欲望。

（1）关系妄想：是将与己无关的事情认为与己有关。例如，街上两个人发生矛盾，病人觉得是因他而起的。

（2）特殊意义妄想：对别人的普通言行，通过象征性解释，赋予特定的意义，然后与自己联系起来。例如，病人说，某女生多年前蹲马步、轮双拳的动作，是让他今天学该动作去剖腹自杀。

（六）鉴别

1. 妄想与矛盾观念："矛盾观念是指同一人在同一时、同一地对同一事产生两种相反的观念，且不感到矛盾，不感到痛苦。例如，病人认为有一个国家级组织在训练他，培养他，既相信这是真的，又认为这是病。"其中"相信这是真的"是妄想信念，"认为这是病"是听人说的。表面上看,这两个矛盾观念是并列的,实际上病人自我主见的直觉部分是认可妄想信念的,而理性部分又采信别人说的,导致自我主见的感性与理性分裂,而病人自己不察觉。妄想是自我主见的感性部分认可妄想信念,理性部分毫无异议(无自知力),所以妄想的自我主见是协调的,矛盾观念的自我主见是不协调的。

2. 妄想知觉与机能性幻听:妄想知觉是对客观真实存在的事物(如声音)进行妄想性解释;而机能性幻听是在客观出现真实声音的同时出现幻听,且幻听与真实存在的声音不重合。例如,"听到外面车子的喇叭声,风吹树叶的声音,这些声音都是在跟我讲话",这是妄想知觉;每当听到做眼保健操的音乐,就听到有人走进房间的脚步声,这是机能性幻听。

3. 躁狂的影响妄想与精神分裂症的影响妄想:躁狂的影响妄想控制他的是他喜欢的"神、主、上帝",他乐于被"神、主、上帝"控制。例如,男躁狂用水泼他妈,用火烧柴垛,是"主"让他做的,他做得不感到痛苦。相反,精神分裂症的影响妄想控制他的是他不喜欢的人,他不愿被该人控制。例如,病人每当不能很好地描述问题时,是因为家人用脑电波在影响他。

4. 妄想性洞悉感与妄想性预见:妄想性洞悉感是指事情已经发生,但病人有早知如此的感觉,是事后诸葛亮;妄想性预见是事情尚未发生,病人自感能预测未来,是事前诸葛亮。例如,父亲5年前告诉病人,父亲单位的两位同事先后出车祸死了,最近病人感到,是自己先诅咒,"你们出车祸得了",几个月后,他们才出车祸的。这是妄想性洞悉感。又如,病人自觉明天会发生什么情况。这是妄想性预见。

5. 妊娠妄想与虚无妄想:妊娠妄想是病人明明没怀孕,却认为自己怀孕了;如果明明已怀孕,却认为自己没怀孕,这是虚无妄想。例如,一位女病人怀孕5个月,肚子隆起来,护士说她怀孕了,她否认:"不是哎,是胖哎。"

6. 钟情妄想与单相思:如果女病人认为某男生喜欢她(其实人家并不喜欢她),她才主动追求的,这是钟情妄想;如果某女生明知某男生对她没意思,但她就是要追,则是单相思。单相思不属于妄想,不算

第三章 思 维   055

异常。

（七）治疗

妄想的内容与选择哪种抗精神病药治疗无关,治疗妄想中效的有利培酮起始量 1 mg/早;中～强效的有氨磺必利起始量 200 mg/早,200 mg/中;强效的有奥氮平起始量 5 mg/晚。如果 3 种抗精神病药足量、足程无效,视为难治性精神分裂症,可考虑用氯氮平起始量 25 mg/早,50 mg/晚。

二、强迫观念

1. 概念:脑中反复出现一些观念,明知过分,不必理会,但不理会就心里不安,故只有屈服于这些观念,按照这些观念去想、去做,以暂时解除心里的不安。按照这些观念去想的称为强迫观念,去做的称为强迫行为。

2. 种类

（1）强迫性疑虑:例如,总感觉身边怕沾上东西,为了判断是否沾上,所以一个动作要做好几遍。

（2）强迫性穷思竭虑:例如,老是喜欢问为什么,打破砂锅问到底,思考其中的原理。

（3）强迫性识记:例如,吃饭前要把吃的什么菜都记住,读报想把读的内容完整背下来。

（4）强迫性对立观念:例如,病人对老公说,"你喝汤慢点",心里却说"烫死你"。

（5）强迫性意向:例如,在家看见刀,就想拿刀伤害自己或亲人,担心会实施,其实不会真的实施。

3. 机制

（1）发生机制:前意识浅层的一个观念(顾虑)进入意识基层,意识基层自我主见的感性部分认为重要,应当介意;自我主见的理性部分认为不重要,不必介意。但理性拗不过感性,病人不得不按照感性去想(强迫观念)、去做(强迫行为)。

（2）药物治疗机制:多巴胺增加动力,可驱动前意识浅层的观念(顾虑)进入意识基层,增加强迫观念的来源,抗精神病药(如利培酮)

阻断多巴胺 D_2 受体,辅助治疗强迫;5-羟色胺传导不足将敏化了情感,强化了自我主见的感性部分,强化强迫,选择性5-羟色胺回收抑制剂(如帕罗西汀)增加5-羟色胺传导,迟钝情感反应,弱化了自我主见的感性部分,成为抗强迫的主药;γ-氨基丁酸能传导不足能增加中枢警醒度,增加对强迫观念的关注度;氯硝西泮增加 γ-氨基丁酸能传导,降低中枢警醒度,从而降低对强迫观念的关注度,辅助治疗强迫;谷氨酸激动 N-甲基-D-天门冬氨酸受体,增加中枢警醒度,增加对强迫观念的关注度;美金刚阻断过盛的 N-甲基-D-天门冬氨酸受体,降低中枢警醒度,从而降低对强迫观念的关注度,辅助治疗强迫。

(3)药物恶化机制:氯氮平和奥氮平增加谷氨酸能,激动 N-甲基-D-天门冬氨酸受体,增加中枢警醒度,增加对强迫观念的关注度,易感强迫;其他不典型抗精神病药(如喹硫平、鲁拉西酮)和米氮平因阻断 5-HT_{2A} 受体,引起多巴胺脱抑制性释放,恶化强迫;拟多巴胺能药物(如安非他酮、金刚烷胺、溴隐亭、普拉克索)也恶化强迫。

(4)药物对强迫的矛盾机制:利培酮阻断多巴胺 D_2 受体,辅助抗强迫,利培酮阻断 5-HT_{2A} 受体,引起多巴胺脱抑制性释放,又恶化强迫;拉莫三嗪和金刚烷胺均阻断 N-甲基-D-天门冬氨酸受体,辅助抗强迫;拉莫三嗪和金刚烷胺又增加多巴胺释放,又恶化强迫。

(5)躁狂和抑郁影响强迫的机制:躁狂比平常更少引起强迫观念,原因是躁狂的意识流加快,每个观念在意识上层或超意识层的停留时间缩短,来不及介意,就被下一个观念挤走;抑郁比平常更多引起强迫观念,原因是抑郁的意识流减慢,每个观念在意识基层的停留时间延长,这就给介意提供充分的时间。

(6)减轻或加重强迫的机制:忙碌或谈话时,意识流加快,强迫观念暂时减轻。休闲或静下来时,意识流减慢,强迫观念加重。睡眠充足和精力充沛时,脑能量充足,意识流较流畅,强迫观念减轻;睡眠不足或疲劳时,脑能量不足,意识流减慢,强迫观念加重;阅读流畅时(如看小说),意识流较流畅,强迫观念减轻;阅读不流畅时(如看专业书),意识流不流畅,强迫观念加重;精神愉快时,意识流较流畅,强迫观念减轻;精神不愉快时,意识流不流畅,强迫观念加重。

4. 鉴别：强迫性意向与强迫性对立观念都有与自己意愿相反的念头。强迫性意向有要实施的冲动，并强烈害怕真地实施；而强迫性对立观念没有要实施的冲动，只是内心觉得这种观念毫无道理，从而抵制这种观念。

5. 治疗：可选择单用帕罗西汀起始量 20 mg/ 早，或联合利培酮起始量 1 mg/ 早，或联合氯硝西泮起始量 1 mg/ 早，1 mg/ 晚，或联合美金刚起始量 5 mg/ 早。

三、超价观念

1. 概念：超是"超过"，价是"价值"，超价观念就是对某些事实做出超过其价值的评估。例如，病人觉得他家床上的棕绷好，怕小偷来偷，于是上下班要背着棕绷走。"棕绷好"是事实，但没有好到"上下班要背着走"的地步。所以超价观念给人的印象不是毫无道理，而是做得太过分。是什么促使病人"上下班要背着棕绷走"？是对棕绷"好"的过高评价；又是什么促使病人过高评价棕绷的"好"？是强烈喜欢该棕绷的情感。所以，强烈的情感是对事实评价的放大镜，是形成超价观念的关键性因素。因此，凡是有强烈情感的疾病，例如焦虑、抑郁、躁狂，都可能有超价观念。相反，情感淡漠缺乏强烈情感，是不可能有超价观念的。

2. 方向：不同方向的强烈情感会引起不同方向的超价观念。常见有：

（1）焦虑：焦虑可引起疑病超价观念（一点小的躯体不适，就要反复做高价的医疗检查，做完后还不放心）、体像超价观念（躯体外观有一点小瑕疵，就觉得难看的不能见人，非要去做美容）、被害超价观念（感到关门煮稀饭才保险，否则就担心有人投毒，既觉得有必要，又觉得是自己的毛病）。

（2）抑郁：抑郁可引起牵连超价观念（因为自卑，所以总觉得别人在看自己）、贫穷超价观念（明明自己不那么缺钱，却觉得自己很穷）。

（3）躁狂：躁狂可引起夸大超价观念（做 6 天导游赚了 7000 元，就感到自己有能力成为百万富翁）。

3. 机制：当情感反应（例如焦虑）较强时，对自我主见的感性部分影响较大,而对自我主见的理性部分影响较小,故感性部分对信念较介意,而理性部分对信念不介意(有自知力),这就引起了强迫观念。而当情感反应(不限于焦虑)超强时,对自我主见的感性部分和理性部分都有席卷性影响,导致理性对信念也很介意(自知力差),这就引起了超价观念。例如,天天洗床单,自己也觉得过分,但不洗就不安。这是强迫观念。又如,天天洗床单,自己觉得有必要,因为空气中灰尘太多了。这是超价观念。

4. 鉴别

超价观念的理性部分虽被超强的情感反应所席卷,导致自知力差,但内心深处知道这是自己的主观感受,而非客观事实。相反,妄想在进入意识时,自我主见会用感性认同这一信念,而催眠了自我主见的理性部分,所以即使在内心深处,也觉得这是客观事实。例如,有几次感觉别人看他,明知是自己的感觉,但对别人看他仍感到心里不舒服,想骂人家,但没骂出口,这是牵连超价观念。又如,自己家住四楼,经过三楼,一老爷爷开门,认为是针对自己的,当即骂人家是神经病,这是关系妄想。

5. 治疗:治疗超价观念的关键是衰减支持超价观念的强烈情感,一旦强烈情感平息,超价观念自然萎缩。衰减焦虑可选用氯硝西泮起始量 1 mg/早,1 mg/晚,和(或)帕罗西汀起始量 20 mg/早;衰减单相焦虑性抑郁可选用帕罗西汀起始量 20 mg/早,衰减单相阻滞性抑郁可选用氟西汀起始量 20 mg/早;衰减双相焦虑性抑郁可选用喹硫平起始量 25 mg/早,25 mg/晚,衰减双相阻滞性抑郁可选用鲁拉西酮起始量 20 mg/晚饭后即服,或拉莫三嗪起始量 25 mg/早;衰减躁狂可选用碳酸锂缓释片起始量 300 mg/早,300 mg/晚,和丙戊酸钠缓释剂起始量 500 mg/早,或利培酮起始量 1 mg/早。如果是人格障碍伴发的强烈情感→超价观念,由于精神药物对人格障碍的疗效差,故对其超价观念的效果也差(例如偏执性人格引起的诉讼超价观念)。

附:白日梦

1. 概念:白日梦又称非现实性思维或内向性思维。在意识清晰状态下,私我愿望驱使自我主见的感性部分编一个可满足其愿望的短剧,逻辑较松弛,情节较随意,有自我在其中担任角色,但自我主见的理性部分并未睡着,病人知道是虚拟的,也不指望真能实现,只是满足一下心理需求而已。如果白日梦是一过性、不常发生、不妨碍社会功能的,不算是病。例如,小女孩呆坐,叫之不应,大概几分钟,醒悟过来,说当时感觉自己在一座城堡里,身份是公主。

2. 病理性白日梦:病理性白日梦至少符合下列特征之一:① 白日梦反复发作,占据了大量时间,耽误了正事(例如坐错了地铁);② 对白日梦过度投入,有与白日梦相应的频繁自语、做怪脸、拳打脚踢,明显影响了社会功能;③ 长期习惯性做白日梦,消耗了大量脑能量,从而诱发人格解体,看世界很朦胧;④ 频繁在白日梦中满足愿望,回到现实觉得反差太大,从而沮丧。病人说:"思考时想象自己是王,很快乐,回到现实却很痛苦。"

3. 男女差别:由于男女的愿望有差别,所以白日梦的内容也有差别。男性多涉及事业成功,例如,幻想世界大同,人类全体归基督;自己通过选举成为地球总统,发表施政演说;女性多涉及美貌和个人幸福,例如,幻想自己是个大美女,别人都喜欢自己。

4. 机制:人类的五层欲望(生理欲望、安全欲望、社交欲望、被尊重欲望、自我实现欲望)属于私我范畴,等级越高就越难满足,当愿望不可能在现实中实现时,就可通过白日梦去实现。临床上,当服用增加去甲肾上腺素的药物(如文拉法辛)、增加多巴胺的药物(如安非他酮)、轻躁狂状态、受辱后、警醒度过高时,私我欲望就增强,易促发白日梦。

5. 鉴别

(1) 梦样状态:梦样状态在进入幻想时,有相应的幻觉,就像哈利波特进入幻境一样。在幻境中自己是王,主宰着幻境中的世界,很入迷。对当时的外界环境漠不关心,事后对当时外界发生的事情不能清晰回忆。例如,12 岁男性,无聊时就想走路,一走路就开始想象,想象的画面开始不清晰,渐渐变得像做梦一样清晰,说明达到幻视水平;想象与老师对话,就能听到老师的声音(幻听)。总之,梦样状态=幻想+幻觉;而白日梦=幻想+无幻觉。

（2）夸大妄想：白日梦当时就知道幻想内容是假的，有自知力，而夸大妄想当时认为妄想的内容是真的，无自知力。例如，年轻女性出去逛街，脑中一直在想，如果我人生重来一次会怎样，那时我又瘦又漂亮，考上一所自己理想的大学，谈一段美好的恋爱，越想心越慌，因为知道现实不是这样的。这是白日梦。又如，年轻男性没有工作，说自己在养着父母，开张纸条就说是支票，让父母去银行取钱。这是夸大妄想。

（3）妄想性幻想：是介于白日梦与夸大妄想之间的一种情况，由于心理愿望过强，对白日梦过分投入，导致一段时间丧失自知力。例如，成年病人经常看动画片《喜羊羊》，把喜羊羊当作是真的。妄想性幻想近似超价观念，随着强烈愿望的衰减，自知力也逐渐恢复。

6. 治疗：病理性白日梦可用碳酸锂平片起始量 250 mg/早，250 mg/晚，和(或)氯硝西泮起始量 0.5 mg/早，0.5 mg/晚，通过抑制私我愿望而缓解白日梦。

第四章 注　意

注意是意识的焦点，就是意识窗，注意分主动注意和被动注意。主动注意是有目的的、努力的关注，例如，专注解数学题；被动注意是无目的的、不加努力的关注，例如，窗外一声巨响，你不禁会往窗外望。

第一节　主动注意强度障碍

主动注意强度障碍包括注意增强和注意不集中。注意增强是主动注意增强，注意不集中是主动注意减弱，被动注意不减弱，导致被动注意相对增强。

一、注意增强

1. 概念：注意增强是有目的的、努力的关注某事物的能力增强。对某事物关注增强，同时对其他事物的关注就会减弱，造成损失。例如，在街上骑车，由于过度关注自己身体的不适，结果撞上了汽车。注意增强毕竟还有松懈的时候；如果注意增强到无松懈的时候，持续关注，叫注意固定。

2. 机制：根据某种私我愿望，自我主见通过意识层的遴选功能，选择自己关心的信息进入意识窗，当这种功能增强时，导致注意增强。例如，感到别人在议论自己（关系妄想），故过度关注别人的一举一动；病人怕患绝症没及时发现，耽误治疗，故过度关注身体的不适（疑病超价观念）。

3. 症状关联：注意增强是因担心而起，故总能看见焦虑的影子，病人对某方面情感淡漠，就不可能对这方面注意增强；注意增强是需要付出努力的，故伴有意志增强的影子，病人对某方面意志缺乏，就不可能对这方面注意增强。

4. 鉴别：注意增强是通过主观努力去过度关注某事物；如果不知不觉地注意被吸引过去，则不是注意增强，而是注意不集中。例如，在听课时注意力被吸引到白日梦中，对听课不知所云；在谈话时注意力被幻听所吸引，对谈话不再应答。

5. 治疗：当关系妄想引起注意增强时，用利培酮起始量1 mg/早；或奥氮平起始量5 mg/晚 治疗；当焦虑相关疾病(疑病症、躯体变形障碍、社交恐怖)引起注意增强时，用帕罗西汀起始量20 mg/早，氯硝西泮起始量1 mg/早，1 mg/晚。

二、注意不集中

1. 概念：注意不集中又称注意涣散，是指注意易从一件事分心到另一件事情上，即做事不专心。后果是：① 读书不专心，导致学习成绩下降；② 谈话不专心，导致社交能力下降。

2. 机制：根据某种私我愿望，自我主见通过意识层的遴选功能，选择自己关心的信息进入意视窗，当这种功能减弱时，不是自己关心的信息也混入意视窗，导致做事不专心，即注意不集中，这是意识层的脑能量不足所致。脑能量不足的原因有：① 脑功能损害：例如，轻微脑损伤导致的注意缺陷多动障碍，引起注意不集中；精神分裂症的前额皮质背外侧部功能损害，引起注意不集中；抑郁症脑能量代谢不足，引起注意不集中；② 脑疲劳：失眠和焦虑导致脑疲劳，引起注意不集中。

3. 鉴别：注意不集中是主动注意减退，但被动注意保存完好，所以对自我主见认为要紧的事不专注，控制不住地专注不要紧的事。例如，读书时会想，我网购的东西发没发？我洗衣店洗的衣服还没取。相反，注意减退则是主动注意和被动注意均减退，例如，发作性脑子什么都不想，一片空白。

4. 治疗：注意缺陷多动障碍引起的注意不集中，可用托莫西汀，起始量10 mg/早；精神分裂症的注意不集中可用阿立哌唑，起始量5 mg/早；单相阻滞性抑郁症的注意不集中可用氟西汀，起始量20 mg/早；双相抑郁症的注意不集中可用鲁拉西酮，起始量20 mg/晚饭后即服；失眠引起的注意不集中可用阿普唑仑，起始量0.4 mg/晚；

焦虑引起的注意不集中可用舍曲林,起始量 50 mg/早,阿普唑仑起始量 0.4 mg/早,0.4 mg/晚。

第二节 注意速度障碍

注意速度障碍包括注意转移和注意迟缓。

一、注意转移

1. 概念:注意转移是关注焦点(意识窗)内容不受意愿控制地转换过快。

2. 机制:躁狂时前意识浅层兴奋,将联想推送进意识窗的量增加,意识窗在单位时间内要扫描的联想增多,每个联想在意视窗内的停留时间变短,常一掠而过,就像你趴在火车车窗前,火车开得越快,你看到的窗外电线杆掠过得越快。

3. 轻度:轻度注意转移是联想速度轻度加快,病人只要加快速度说,就能跟得上联想速度,故"语速快";如果这时把联想写成文章,则完成文章的速度快;因来不及细想,故写的文章逻辑肤浅,结论不深刻;当联想带有情绪时,随着联想的加快,情绪(悲喜)的转换也加快,即"情绪不稳";当联想带有决定时,随着联想的加快,决定转变也加快,一件事没做完,就做另一件事情了,例如,一会刷手机朋友圈,一会看新闻,没耐心看完,就看下一个,即"随境转移"。

4. 中度:中度注意转移是联想速度中度增快,快到"意念飘忽"的地步。即使病人加快速度说,也赶不上联想的速度,所以只能对每个联想缩减表达,听者感觉散乱,但仔细分析,还能看出前后句之间的"音联意联"。例如,女病人说,"水之恋(名牌香水);德芙巧克力(名牌巧克力,名牌的意联);童安格(著名歌手,有名的意联);安徒生童话(名著,安的音联)"。如果联想速度更快,病人只能跳跃性抽取联想表达,听者完全找不到句与句之间的关联,类似"思维破裂"。

5. 重度:重度注意转移是联想速度高度增快,快到感知和联想都不清晰的程度。当感知不清晰时,易看错听错,出现"错觉",当联想不清晰时,易把想象当成现实存在,即潜隐记忆,包括"假性记忆"、梦境当现实,或把现实当成梦境;对自身的行为后果来不及清晰判断,从而引起"冲动攻击"行为。

6. 治疗:注意转移见于躁狂,故按躁狂治疗,可选择碳酸锂缓释片起始量 300 mg/早,300 mg/晚,丙戊酸钠缓释片起始量 500 mg/早,利培酮起始量 1 mg/早,或奥氮平起始量 5 mg/晚。

二、注意迟缓

1. 概念:注意迟缓又称注意缓慢,是集中注意所需的时间比常人明显为长,包括两种情况:

(1) 进入状态慢:例如,别人问话,病人一下子答不上来;读书不易进入状态。

(2) 转换成另一种状态慢:例如,看完电视,脑中全是电视中的人,挥之不去;易感思维反刍(对同一件事以同样的思维方式反复思考,得不出新结论),如果思维反刍是不愉快的事情,则引起心绪不良;如果在体验心绪不良,则更难从思维反刍中解脱出来。

2. 机制:抑郁时前意识浅层兴奋不足,将联想推送到意识层面的量减少,用时延长,旧联想或旧情绪不易为新联想或新情绪所取代。

3. 对比:注意迟缓是注意转移的反向状态,两者对比见表 4-1。

表 4-1　注意迟缓与注意转移的对比

	注意迟缓	注意转移
关注焦点的转换	慢	快
思维转换	慢,表现思维反刍	快,表现意念飘忽
回答速度	慢	快,甚至音联意联、类"思维破裂"
情绪转换	慢,表现心绪不良	快,表现情绪不稳
决定转换	慢,表现启动难	快,表现随境转移

4. 治疗:注意迟缓见于阻滞性抑郁症。单相阻滞性抑郁可选用氟西汀起始量 20 mg/早,或文拉法辛缓释剂起始量 75 mg/早 治疗;双相阻滞性抑郁可选用鲁拉西酮起始量 20 mg/晚饭后即服,或拉莫三嗪起始量 25 mg/早 治疗。

第三节 注意清晰度和宽度障碍

注意清晰度障碍有注意减退,注意宽度障碍有注意狭窄。

一、注意减退

1. 概念和表现

(1)概念:注意减退是意识的焦点不清晰,变模糊。就像是视频图像的象素下降一样。

(2)表现:当对外意识的焦点模糊时,看事物似看非看,在家走路常被桌椅绊到;听话似听非听,要再问一遍;做事心不在焉,"乘地铁刷卡时,无意识拿出自家的钥匙刷卡";对外界信息无进入内心的感受,有种"水过地皮不湿"的感觉,对所学东西一点也记不住。当对意识的自我主见模糊时,对不该说的话或不该做的事滤过能力减退。病人说,"本来做事是三思而后行,现在就不会想太多"。

2. 机制

注意减退是由于意识层的脑能量不足,意识窗内感知的清晰度只能达前意识浅层(模糊认识)水平。当精神感知模糊时,引起精神人格解体轻型(包括记忆模糊、思维模糊、情感模糊和灵魂模糊);当躯体感知模糊时,引起躯体人格解体轻型(躯体感知不真实);当环境感知模糊时,引起现实人格解体轻型(不真实感)。所以,注意减退能覆盖轻型人格解体的所有症状,包括:

(1)记忆模糊:回忆刚发生的事情,就像是在回忆梦里发生的或很久以前发生的事一样。

(2)思维模糊:思路混沌不清,看电视不理解剧情,看书不理解意思,做事不梳理流程。

(3)情感模糊:情感没以前那么灵敏,对友好的人感觉好像没多大关系,兴趣没那么浓厚,难以理解别人的言下之意。

(4)灵魂模糊:感到自己的灵魂与躯体隔一层。

(5)躯体人格解体轻型:感觉自己的躯体像石头做的,是假体。

(6)现实人格解体轻型:看外界事物眼花、不聚焦。病人说:"在一条小吃街上,只看到一排房子,看不清具体店铺。"

当注意减退到一定程度时,意识濒临消失。惊恐发作的濒死感就是这种情况。当人格解体障碍病人的意识濒临消失时,病人会大喊大叫或奔跑,以提高中枢警醒度,防止意识消失。

3. 鉴别:注意不集中是主动注意减退,被动注意不减退;注意减退是主动注意和被动注意均减退。如果比较注意不集中学生和注意减退学生,则注意不集中是学习不行,顽皮可以;而注意减退是学习不行,顽皮也不行。故注意不集中比注意减退要轻一些。

4. 治疗:人格解体的注意减退用氯硝西泮起始量 0.5 mg/早,0.5 mg/晚,或丙戊酸钠缓释片起始量 500 mg/早,或拉莫三嗪起始量 25 mg/早 治疗,可能有效。

二、注意狭窄

(一)概念

概念:注意是意识的焦点,即意识窗。注意狭窄是这个意识窗变窄。就像是电视的视频图像一部分或大部分被挡住,看不见了。意识窗口包括对精神的感知、躯体的感知和对环境的感知三个部分。这三部分的任何一部分或两部分被挡住了,称注意狭窄。每一部分的其中一块被挡住了,也称注意狭窄。

(二)三部分的任何一部分被挡住

当精神感知被挡住时,引起精神人格解体重型(记忆缺失、思维缺失、情感缺失、灵魂缺失);当躯体感知被挡住时,引起躯体人格解体重型(躯体感觉缺失);当环境感知被挡住时,引起现实人格解体重型(现实缺失)。

1. 记忆缺失:对以往生活常识和为人处事的知识失忆了,但不妨碍做事时对这些知识的使用。说明记忆还在运转,只是病人感知不到而已。

2. 思维缺失:就是脑子空白,感知不到思维。别人跟他讲话,他不理解,但回答却是正确的;自感什么都不会做,但却做得很好。即使做得很好,但还是感觉不会做。例如,自认为不会乘公交车,乘了公交车回来,还是认为不会乘。说明思维在运转,只是病人感知不到而已。

3. 情感缺失：就是感知不到内心情感，但内心情感还在，在不经意期间能表现出来。例如，病人晚上去上海外滩玩，说："很美的夜景，但我却体会不到"。既然体会不到，又何来很美的夜景？

4. 灵魂缺失：灵魂是指挥做事的自我主见，灵魂缺失就是感受不到这种自我主见了。病人主诉："自我没了""魂没了"。

5. 躯体人格解体重型：就是感觉不到躯体的存在。例如，病人入睡时，感到只剩下自己的精神，而感知不到躯体的存在，要使劲动一下，才能感到躯体的存在。

6. 现实人格解体重型：就是五感闭塞，四面是墙，与世隔绝。即使走到人多的地方，那些人也像不存在一样，外界就像是下了雪一样白茫茫一片，以前叫阴性幻觉。病人感受不到周围环境，对事件无经历感，对时间无感知。病人主诉："过去几年就像是过了几天一样快。"

（三）每一部分的其中一块被挡住

1. 心因性遗忘：对以往的生活常识和为人处事的知识有记忆，但对创伤性事件的经历失忆了。

2. 岛状思维：病人感到思维被框住了，无法越界思考。

3. 情感缺失：只对创伤性事件情感麻木，而保留其他的情感感受。

4. 灵魂缺失：被吓得"三魂没了两魂"，只剩下一魂在身上。

5. 躯体人格解体重型：感觉耳垂缺一块，手摸了还在，不摸又感觉缺一块。

6. 现实人格解体重型：视野变窄，病人主诉能注意到的只有篮球这么宽，能看到的空间越来越小。

（四）机制

注意狭窄是由于意识层的脑能量不足，意视窗的宽度变窄，被挡住的那部分窗口沉入潜意识了。在注意狭窄的同时，残留的意识窗清晰度也有所下降，故注意狭窄常伴有注意减退，就像是台灯调暗时，原来照亮的那部分变暗（注意减退），原来照暗的部分变黑（注意狭窄）。

当注意狭窄到精神、躯体、环境的感知全被挡住时，病人感到整个人像被注射了空气。尽管如此，病人并未倒下，潜意识依然驱动病人在说、在做。

（五）治疗

人格解体的注意狭窄用氯硝西泮起始量 0.5 mg/早，0.5 mg/晚、或丙戊酸钠缓释片起始量 500 mg/早、或拉莫三嗪起始量 25 mg/早治疗，可能有效。

第五章 记 忆

记忆是对过去经验的保留,包括识记(记下)、保存(不忘)、再认(认得)和再现(回忆)四个过程。记忆障碍包括记忆量的障碍、记忆质的障碍和熟悉性障碍三部分。

第一节 记忆量的障碍

记忆量的障碍包括病理性记忆增强、记忆减退和遗忘。

一、病理性记忆增强

1. 概念:病理性记忆增强是强烈的情感导致几件不愉快的记忆内容在脑中轮番上演,挥之不去,引起心绪不良。例如,经常想起以前不愉快的人和事,导致心里难受;如果一件极不愉快的事在脑中反复上演,挥之不去,称重复性创伤体验(闪回),导致负性情感反应(焦灼、愤恨、抑郁)。例如,病人 9 年前寄住姐姐家,受姐夫侮辱,留下心理创伤,现在每天一睁眼,就想起姐夫侮辱他的情景,每天想 5 个小时,父母劝他,他更激怒,血往上冲。闪回就是一种病理性记忆增强。

2. 机制:病理性记忆增强是不愉快的情感性记忆进入超意识,想摆脱,但摆脱不掉,伴有心情不愉快。

3. 鉴别:病理性记忆增强和假性幻视都挥之不去。但病理性记忆增强是脑中想到的,内容一定是情感性的;而假性幻视是脑中看到的,内容未必是情感性的。

4. 治疗:病理性记忆增强的背景是强烈的情感,见于创伤后应激障碍、抑郁症、躁狂症。当创伤后应激障碍的闪回时,用碳酸锂缓释片起始量 300 mg/早,300 mg/晚 治疗;抑郁症总是想起既往不愉快的事,可用帕罗西汀起始量 20 mg/早,氯硝西泮起始量 0.5 mg/早,

0.5 mg/晚 治疗;心绪不良性躁狂症总是想起旧恨,伴发易激惹,可用丙戊酸钠缓释片起始量500 mg/早,碳酸锂缓释片起始量 300 mg/早,300 mg/晚 治疗。

二、记忆减退

1. 概念:记忆减退表现好忘事,经提醒还有印象。分为:

(1) 瞬时记忆减退:易忘掉 30 秒钟之内的事称工作性记忆减退;易忘掉几分钟之内的事称瞬时记忆减退,故瞬时记忆减退包括了工作性记忆减退。前一秒发生的事后一秒就忘记,读下一句就忘上一句,这是瞬时记忆减退。见于无抽搐电休克后和人格解体障碍。

(2) 近事记忆减退:易忘掉几分钟到 2 天之内的事。很难回忆起中午吃的什么菜,多久没上厕所,什么时候洗的澡。

(3) 远事记忆减退:易忘掉 2 天以上的事。例如,病人对近 2 年新到单位的人报不出名字。

2. 机制:当记忆减退时,记忆痕迹可分别处于前意识浅层、前意识深层和潜意识浅层。对事件的大致情节有印象,但细节无印象,是记忆痕迹处于前意识浅层;只承认有这回事,但不能回忆任何情节,是记忆痕迹处于前意识深层;对事件不能自发性回忆,但经过提醒,又能清晰回忆、模糊回忆或只承认有这回事而无情节回忆,则记忆痕迹在提醒前处于潜意识浅层,提醒后分别回到意识层、前意识浅层或前意识深层。

3. 鉴别:病人好忘事,经提醒能回忆,或至少还有印象,这是记忆减退。病人好忘事,经提醒也无印象,这是遗忘。例如,两年前一起工作的同事来看病人,病人不记得那是他同事了,经提醒,又回记起来,这是记忆减退;经提醒,但始终回忆不起来,这是遗忘。

4. 后果:在学习方面,记忆减退对"历史"和"政治"等背诵性学科影响较大,而对"数学"和"物理"等理解性学科影响较小。在表达方面,记忆减退→联想困难→脑中搜不出准确的词汇表达→用近义词替代,即错语症,错语症一多,别人就听不懂,称诡辩性思维。

5. 治疗:年轻人的瞬时和近事记忆减退,多由失眠、焦虑、抑郁引起的注意减退导致,主要是治疗失眠、焦虑和抑郁。失眠可用唑吡坦起始量 5 mg/晚,焦虑或抑郁可用舍曲林起始量 50 mg/早。老年人的瞬时和近事记忆减退,多由脑动脉硬化所致,主要是扩血管治疗,例如,尼莫地平 20 mg,一日 3 次。

三、遗忘

1. 概念:遗忘是指记忆缺失,即使提醒,也无印象。可分为器质性遗忘和功能性遗忘。

2. 机制:器质性遗忘的病理机制有两种。一种是神经元的记忆信息被破坏,就像是档案被焚毁一样,不能恢复(例如阿尔茨海默病引起的遗忘),这是记忆的毁灭,连潜意识的底本也没有了;一种是记忆信息尚存在神经元中(潜意识的底本尚在),但与该记忆信息相联系的神经纤维损害,就像电线断了一样,记忆信息调不到意识或前意识层面上来,神经纤维损害重的不能修复(例如阿尔茨海默病),轻的能修复(例如无抽搐电休克引起的遗忘)。功能性遗忘是记忆信息还在神经元中(潜意识的底本尚在),只是与该记忆信息相联系的神经纤维功能抑制,就像是电线没断,但无电流通过,这种功能抑制有的能恢复,有的始终不能恢复,故功能性遗忘不都是能恢复的。

遗忘分为顺行性遗忘、逆行性遗忘、进行性遗忘和分离性遗忘。

(一)顺行性遗忘

1. 概念:顺行性遗忘是指对发病后一段时间的经历遗忘。见于:

(1)脑外伤:脑挫裂伤住院几天后,突然发觉自己怎么住在医院里了?何时何因住院,住院这几天内发生了什么,病人都毫无印象。

(2)癫痫发作:例如,病人走路期间有瞬移感。刚才还记得是走进花园小径,等再次知觉时,已走出十几步,中间的过程没印象了。这种遗忘有时会引起纠纷,例如,病人同事告诉癫痫病人的哥哥,病人曾借过他的钱,哥哥向病人核实,病人激动地哭了,坚持说没借,这是顺行性遗忘的结果。

(3)谵妄:谵妄缓解后,对谵妄发作期间的经历完全或大部遗忘。

(4)药源性遗忘:催眠药使病人由意识沉入潜意识,如果病人已进入潜意识,但尚未没睡,仍在说话和做事,此时无意识,缺乏识记能力,故事后遗忘。例如,病人服唑吡坦睡着后,中途醒来,见朋友发来视频,与之对话5分钟,次日不能回忆,这是唑吡坦引起的顺行性遗忘。

(5) 人格解体:例如,头一天晚上看书、做笔记、讨论物理问题,次日全忘了,感觉笔记不是自己写的,像是别人写的。甚至忘到"过一天就刷新一天"的水平。

2. 机制:当基底前脑双侧的"瓶颈结构"功能中断时,额叶新获得的信息无法经"瓶颈结构"保存到颞叶的海马,引起顺行性遗忘。

3. 治疗:癫痫所致的顺行性遗忘可用抗癫痫药治疗,例如,丙戊酸钠缓释片起始量 500 mg/早;人格解体的顺行性遗忘可用拉莫三嗪起始量 25 mg/早 治疗。

(二) 逆行性遗忘

1. 概念:逆行性遗忘是指对发病前一段时间的经历遗忘。见于:

(1) 脑外伤:出门后遇车祸,脑震荡醒来后,对那次出门后的经历无记忆。

(2) 无抽搐性电休克:无抽搐性电休克醒后,对之前的许多事情记不得了。

(3) 药源性遗忘:一女性服用阿普唑仑 0.4 mg,药劲上来时,兜里的三百块钱记不得是哪来的了,其实是奶奶前几天给她的。

(4) 思维中断:当思维中断时,对刚刚想的事情记不得了。

(5) 人格解体:对自己病前的经历记不得了。

2. 机制:当右半球颞-额连接和颞-顶连接功能中断时,颞叶保存的记忆信息无法提取到额叶或顶叶,导致逆行性遗忘。

3. 治疗:逆行性遗忘由脑外伤引起,则无法恢复;由电休克引起,待 3~6 个月后自然恢复;由催眠药引起,只要催眠时及时入睡,就可免于逆行性遗忘;由精神分裂症的思维中断引起,则按精神分裂症阳性症状治疗,例如,利培酮起始量 1 mg/早;由人格解体引起,可用拉莫三嗪起始量 25 mg/早 治疗。

(三) 进行性遗忘

1. 概念:"进行性"就是越来越重的意思,"进行性遗忘"是一种由近及远、由轻到重的遗忘。例如,开始是刚吃完早饭就不承认吃过,之后发展到一出门就不认识家了,最后连自家人都不认识了。

2. 机制：当脑发生变性病时(例如阿尔茨海默病)，神经元广泛变性，记忆信息丧失日渐加重，引起进行性遗忘。

3. 治疗：当阿尔茨海默病的进行性遗忘在轻到重度时，可用多奈哌齐起始量 5 mg/早 治疗，在中到重度时，可加用美金刚起始量 5 mg/早 治疗。

(四)分离性遗忘

1. 概念：突然出现传记性遗忘或自我身份丧失一天以上，无顺行性遗忘，一般性知识保持完整。见于急性应激障碍、创伤后应激障碍和癔症。例如，女病人谈到背叛的男友时说，"我一度忘了曾发生过的事情，对曾经的男友一点感觉也没有了(情感麻木)；最近想起，似乎有点恨他(情感麻木缓解)，我现在愿意直视他，不再回避!"

2. 机制：精神创伤引起脑兴奋，当脑不能承受其过度兴奋时，就会发生保护性抑制，此时与心因相关的记忆就会沉入潜意识浅层，即使经过提醒，这些记忆也不能回到意识层、前意识浅层或前意识深层，引起分离性遗忘；当右额叶腹内侧部功能抑制时，自我身份丧失；当颞叶中应激相关的局部性记忆抑制时，创伤相关的记忆就不能回忆；当海马结构抑制时，传记性记忆就被抑制，病人记不起他的既往经历；只要基底前脑双侧的"瓶颈结构"不抑制，就不会发生顺行性遗忘；右颞叶前部不抑制，就不会发生一般知识性记忆损害。另外，当情感沉入潜意识时，就会引起情感麻木，故当创伤后应激障碍时，心因性遗忘常伴有情感麻木。随着时间的推移，病人逐渐能承受这种精神创伤，保护性抑制逐渐解除，心因性遗忘和情感麻木逐渐缓解。

3. 治疗：主要是镇静、抗焦虑、稳定心境，通过降低皮质对精神创伤的兴奋反应性，避免保护性抑制，缓解分离性遗忘，可选用氯硝西泮起始量 1 mg/早，1 mg/晚，帕罗西汀起始量 20 mg/早，或奥氮平起始量 5 mg/晚，或丙戊酸钠缓释片起始量 500 mg/早。

附1:状态记忆

状态记忆是在特定意识状态下才出现的记忆。常见有三种情况:

1. 早年心理创伤：心理科为了发掘病人潜意识的旧日心理创伤，通过催眠，导致前意识超我对潜意识的管控下降，潜意识的旧日心理创伤复苏,进入意识。

2. 抑郁:抑郁时前意识能量不足,前意识超我对潜意识的管控下降,潜意识浅层中与抑郁心境一致的联想优先复苏,进入意识。例如,"我 10 岁时曾把一个小孩摔倒在地,现深感自责";抑郁缓解后,这一记忆痕迹又回到潜意识浅层,对这段记忆遗忘;下次再发抑郁,这段记忆又可再现。

3. 躁狂:躁狂时潜意识浅层的兴奋性增高,其联想突破前意识超我的管控,进入意识层面,等躁狂缓解后,这些联想再回到潜意识浅层,故对躁狂发作时的某些言论遗忘;下次再发躁狂,这段记忆可再现。

附 2:部分遗忘

部分遗忘是一种不完全性遗忘,有三种:一种是只能回忆事件的片段,例如,一位癫痫病人每次发作性目光呆滞,脑中闪现一些画面,嘴里喃喃自语,持续 2～3 分钟,事后有些能回忆,有些不能回忆。这是因为只有片段记忆残留在前意识浅层;第二种是只记得一个轮廓,例如,一位抑郁病人突然忘记之前大部分感受和经历,只记得自己得了重病,这是事件的轮廓残留在前意识深层;第三种是对事件能回忆,但对当时的心理活动不能回忆。例如,一位精神分裂症女性记得当时出院后见人就哭,但不知为什么哭。这说明:对外在行为和场景能回忆,而对内心活动不能回忆。

第二节　记忆质的障碍

记忆质的障碍包括错构症、虚构症和潜隐记忆。

一、错构症

1. 概念:错构症回忆的事件是真实的,但对事件发生的时间、地点或人物记错了。例如,25 岁女病人说,"我小学时的身高就达到现在的高度"。将最近的身高记成小学时的身高,是时间错构症。又如,同学问病人,"你叫什么名字?"病人突然感觉同样的问题,同样的人既往曾问过他一次,这是重演性记忆错误,即一模一样的场景或事件病人经历了两次,也是时间错构症;而将陌生的地方回忆成熟悉的地方,是地点错构症,例如,将住医院看成是住家里;将生人回忆成熟人,是人物错构症,例如,将医生看成是自己的侄子。

2. 机制:当有的记忆痕迹调进意识窗时,信息已经不完整了,就像是取出一幅残缺不全的千年古画一样,自我主见的感性通过臆想,填补其残缺部分,自我主见的理性也认为,填补内容是合理的。而臆想的不符合事实,又无自知力,这就构成了错构症。错构症倾向是将记忆较清晰的近事、熟地、熟人为原材料,去填补回忆不完整的远事、生地和生人。

3. 鉴别:地点错构症与地点弗雷格利综合征无法鉴别,人物错构症与人物弗雷格利综合征无法鉴别。

二、虚构症

1. 概念:虚构症是病人有意识编造一段经历,讲给别人听,他明知不是真的,是骗人的。例如,医生问一位酒精中毒病人前几天在做什么,病人答:"前几天的某天,我正在大雨中运煤。"其实他那天就住在病房里,并未出门。

2. 机制:酒精中毒病人有近事遗忘,当别人问他遗忘那段时间在做什么时,这段记忆痕迹调不进意识窗,即无信息可用,自我主见的感性通过臆想,紧急编造一段经历,填补遗忘经历;自我主见的理性明知其编造无根据,但出于维护自尊心的需要,不让别人看出自己的遗忘,也同意说出这段编造。因为编造的内容是虚构的,故称虚构症,因为心知是编造的,故有自知力。

由此可见,错构症对事件的大体概况还是能记得的,只是对其中某些属性记不得,从而进行了臆想性填补,而虚构症则是整段时间的失忆,从而进行了臆想性填补。所以,虚构症的记忆损害比错构症重。

3. 鉴别:虚构症和假性记忆都会虚构一段经历。但虚构症对虚构内容有自知力,心知没这回事,只是为了糊弄对方而已;相反,假性记忆对虚构经历无自知力,认为确有其事,言之凿凿。

4. 治疗:虚构症见于酒精中毒,酒精中毒的治疗主要是帮助其戒酒,戒酒的治疗药物有卡马西平起始量 200 mg,一日 3 次。

三、潜隐记忆

1. 概念:潜隐记忆是对记忆的来源判断错误。

2. 种类

(1) 想象当现实:即假性记忆,就是明明没发生过这事,但病人却感到发生过这事,是记忆的幻觉。病人把想象当作是实际经历过,而想象范围包括听过、看过、读过、想过的内容。例如,17岁躁狂男性,说自己从学校三楼跳下来过;说自己晚上下课后,与同学一起去羊肉串摊位上帮人家串羊肉,老板还给了他们酬金;说自己跟人打架,腿被刀划伤了。躁狂缓解后,病人才知道,根本没发生过这些事。

(2) 梦境当现实:例如,病人梦到考上好大学了,醒来真的赶去母校看张榜。又如,躁狂男性梦见妈妈追他,醒来后以为妈妈真在追他,赶忙从5楼窗户上跳下去,结果骨盆骨折。

(3) 现实当梦境:例如,病人觉醒期间说过"玉帝、哪吒、鲁班附体",精神检查时,说那是梦里说的。

(4) 梦境当穿越:例如,一位抑郁女病人梦中穿越到另一个时代,老家街道变得很落魄,寒风嗖嗖,没什么人,自己的两个好朋友正在路边卖菜,自己遇到一个50岁的有钱男人喜欢自己,自己与他结婚了,醒来后感到,这种穿越感非常真实,就像亲身经历过的一样,相信这个世界真有穿越。不像是一般的做梦。

3. 机制:记忆有三个来源,第一种是现实经历的,第二种是想象的(包括听过、看过、读过、想过的),第三种是梦境经历的。正常情况下,这些记忆痕迹进入意识窗后,自我主见能准确判断其真实来源。情感状态(例如躁狂发作)下自我主见的感性膨胀,自我主见的理性削弱。此时判断记忆的来源就易出错。认知减退(例如精神分裂症发作)时,削弱了自我主见的理性,靠自我主见的感性判断记忆的来源,也易出错。意识模糊(例如谵妄)时,既削弱了自我主见的理性,又降低了意识窗内的记忆清晰度,单靠自我主见的感性判断记忆的来源,易出错。

从记忆来源的混淆程度来看,潜隐记忆是对整个事件的记忆来源搞错,而错构症是把整个事件的部分属性记忆来源搞错,故潜隐记忆的记忆损害比错构症重。

第三节　熟悉性障碍

熟悉性障碍包括似曾相识症和旧事如新症。

一、似曾相识症

1. 概念：似曾相识症是看到陌生的事物感到像是曾经见过的一样。病人说："在某个地方见了不认识的同学，感觉是第二次见面"，这话的意思是不认识，但感觉是熟悉的。

2. 机制：当枕叶看到熟悉面孔（和环境）时，通过枕-额腹侧通路接通右额叶腹内侧部的身份（和环境）识别装置（面部敏感神经元），该装置之前曾留下相同的记忆文档，故被激动，引起认识感；因为熟悉面孔（和环境）之前见过，通过枕-额背侧通路接通右侧杏仁核，激动右侧杏仁核，产生熟悉感，认识感和熟悉感在右额叶整合，得出既认识和又熟悉的结论。

当看到陌生的面孔（和环境）时，枕-额腹侧通路接通身份（和环境）识别装置，该装置不曾留下相同的记忆文档，故不被激动，引起不认识感；同时，陌生面孔（和环境）之前未见过，通过枕-额背侧通路接通右侧杏仁核，右侧杏仁核不被激动，故有不熟悉感，不认识感和不熟悉感在右额叶整合，得出既不认识又不熟悉的结论。

可是，当病人右侧杏仁核多巴胺功能亢进时，看见陌生的面孔或环境，之前虽未见过，不认识，但仍会产生莫名的熟悉感，不认识感和熟悉感在右额叶整合，得出既不认识又熟悉的矛盾结论，即似曾相识症。

3. 鉴别：

（1）弗雷格利（Fregoli）综合征：似曾相识症与弗雷格利综合征都把陌生的事物看作是熟悉的事物。但似曾相识症只是主观感受，并不能明确指出在哪见过，例如，"走到河边，感到这河很亲切，很熟悉，好像见过"。而弗雷格利综合征则认为是客观存在，能明确指出在哪见过。例如，病人将查房医生看作是他侄儿，把病房看作是以前工作的学校校舍。

（2）重演性记忆错误：重演性记忆错误是病人认为肯定经历了第二次（实际没有），而似曾相识症是病人认为好像是第二次见到。

二、旧事如新症

(一) 概念和表现

1. 概念：旧事如新症是对熟悉的事物好像是首次见到那样陌生。旧事如新症可分为对外界的陌生感和对自我的陌生感。

2. 对外界的陌生感

（1）对熟悉的人陌生：对朋友陌生，好像不认识了；对家人陌生，好像是虚幻出来的。

（2）对熟悉的环境陌生：例如，"我回到母校，再也激不起那种扑面而来的熟悉感"。因为对熟悉环境的陌生，所以怀疑自己走错了世界，进入一个平行空间；或经历时空穿越，到了一个虚幻空间。

（3）对熟悉的物品陌生：明明是自己的东西，因陌生而不具有拥有感，看自家的宠物陌生，听周围的声音陌生。

3. 对自我的陌生感：看镜子里的自己感到陌生，但心知是自己；听自己的声音陌生，但心知是自己的声音；对自己的思维习惯感到陌生，但心知是自己的思维习惯。

4. 记忆还在：当主诉陌生感时，病人常带一"像"字，像是不认识父母了，像是来错了世界，我的名字像是别人的名字。言下之意，这是一种主观感受，不是客观真实，我还是认识父母的，我没有来错世界，我知道这是自己的名字。

(二) 机制

当枕叶看到熟悉面孔（和环境）时，通过枕-额腹侧通路接通右额叶腹内侧部的身份（和环境）识别装置（面部敏感神经元），该装置之前曾留下相同的记忆文档，故被激动，产生认识感；因为熟悉面孔（和环境）之前见过，通过枕-额背侧通路接通右侧杏仁核，激动右侧杏仁核，产生熟悉感，认识感和熟悉感在右额叶整合，得出既认识和又熟悉的结论。

旧事如新症病人的枕-额腹侧通路相对完整，所以认识这个人（或环境），但枕-额背侧通路中断，激不起熟悉感。右额叶整合时发现，对这个人（或环境）既认识，又不熟悉，但右额叶对此保持自知力，并没有得出妄想性结论。病人说，"我的母亲站在我面前，我感到像不认识一样"，这话的意思是我还是认识我母亲的，因为"陌生感"，所以像不认识一样。

（三）鉴别

1. 面目失认：面目失认是病人照镜子时真的不认识自己，看镜子里的自己心里发毛；旧事如新症是照镜子时看自己陌生，但心知这就是自己。

2. Capgras 综合征：Capgras 综合征与旧事如新症都感到事物变陌生了，但 Capgras 综合征无自知力，认为这是客观存在（这不是我的家，这是假妈妈）；而旧事如新症有自知力，认为这是主观感受（这不像是我的家，我看妈妈像不认识一样）。

（四）治疗

有病例报告，氯硝西泮治疗旧事如新症有效，一天忘服氯硝西泮，看游戏的画面就变陌生。

第六章 智　能

智能包括两方面，一是已学到的知识量；二是用已学到的知识解决问题的能力。

第一节　精神发育迟滞和痴呆

一、精神发育迟滞

1. 概念：以 18 岁作为脑发育成熟的标志，小于 18 岁就是脑未发育成熟，脑未发育成熟期间受到脑损伤，引起智力障碍，称精神发育迟滞。18 岁以上就是脑发育成熟，之后受脑损伤，引起智力障碍，称痴呆。例如 17 岁女性煤气中毒引起的智力障碍，诊断为精神发育迟滞；18 岁女性煤气中毒引起的智力障碍，诊断为痴呆。如果该女性 17 岁煤气中毒引起智力障碍，18 岁再煤气中毒一次，智力障碍加重，尽管两个诊断都成立，但精神发育迟滞已成过去，只诊断为痴呆。

2. 机制：精神发育迟滞除了遗传所致（如 21 三体综合征）外，剩下的就是各种脑实质性损伤所致，损伤精神活动相关脑区（如额叶前部、颞叶底部），就引起智力障碍；损伤功能定位区，就引起相应神经定位体征，例如，中央前回上部受损就引起对侧下肢痉挛性瘫痪；下部受损就引起对侧上肢痉挛性瘫痪；旁中央小叶受损就引起大小便失禁；动眼神经受损就引起同侧外斜视；面神经受损就引起对侧嘴歪。当脑损害后疤痕组织收缩，形成异位兴奋灶，导致异常放电，就引起癫痫发作。所以精神发育迟滞病人常伴有神经定位症状和癫痫病。

3. 等级：精神发育迟滞分四级，极重度精神发育迟滞（智商 0～19 分）无语言发育，只能在家接受婴儿式护理；重度精神发育迟滞（智商 20～34 分）有片段言语发育，受教育的最高水平是幼儿园小班～大班；

中度精神发育迟滞(智商 35～49 分)的言语发育词汇量少,受教育的最高水平是小学 1～3 年级;轻度精神发育迟滞(智商 50～70 分)的言语发育完整,但抽象思维未发育,具体表现为语文尚可,数学尤差,受教育的最高水平是小学 4～6 年级。

4. 连带问题:精神发育迟滞的皮质发育不良,皮质控制不住皮质下,皮质下脱抑制性兴奋,引起多动、破坏、叫喊。精神发育迟滞因不善处理心理应激,比智力正常者更易感应激反应,表现易激惹、破坏、攻击、自伤、乱跑,诊断为精神发育迟滞所致精神障碍。

5. 治疗:精神发育迟滞本身不用药物治疗,如果伴有破坏、叫喊,可用氯丙嗪起始量 25 mg/早,50 m/晚,或奥氮平起始量 2.5 mg/早,2.5 mg/晚 治疗;如果是精神发育迟滞所致精神障碍,除了选氯丙嗪或奥氮平治疗外,还可使用丙戊酸钠缓释片起始量 500 mg/早 治疗。

二、痴呆

1. 概念:18 岁以后(含 18 岁)大脑已发育成熟,智能发育已正常,之后再受各种器质性病因导致脑损害,引起智力减退,称痴呆。到了 80～90 岁,有 40% 的人患痴呆,在精神科接触的痴呆中,阿尔茨海默痴呆>路易体痴呆>血管性痴呆(分布比率分别为 60%∶30%∶10%)。

2. 机制:阿尔茨海默痴呆将在全面性痴呆中介绍,血管性痴呆将在部分性痴呆中介绍,这里介绍路易体痴呆。脑中的 α-突触核蛋白用于合成突触囊泡,当路易体痴呆时,α-突触核蛋白被沉积成一个个小颗粒,即路易体。突触囊泡失去合成原料,合成不足。突触囊泡能将神经递质运送至突触前膜,囊泡合成不足,运送神经递质的"麻袋"就不足,神经突触传导就受抑制。当乙酰胆碱传导受抑制时,引起认知障碍、思睡、一过性意识丧失;乙酰胆碱与多巴胺拮抗,乙酰胆碱传导受抑制时,多巴胺传导就脱抑制性兴奋,引起幻视;当多巴胺传导受抑制时,引起帕金森症;当去甲肾上腺素传导受抑制时,交感神经功能下降→心输出量↓→直立性低血压→昏厥→反复发作性跌倒,还会引起尿失禁。上运动神经元能抑制下运动神经元,当上运动神经元传导受抑制时,下运动神经元脱抑制性兴奋,易感快眼动(REM)睡眠行为障碍。尽管突触囊泡持续缺乏,但运输神经递质的需求时多时少,需求多时囊泡运输量不足,需求少时囊泡运输量尚够使用,故神经递质传导是时而失代偿,时而代偿,这就可以解释,为什么路易体痴呆症状具有波动性。路易体痴呆病人的神经递质传导已不足,用神经阻断剂后,神经递质的传导势必进一步被阻断,故路易体痴呆病人对神经阻断剂的不良反应极为敏感(用典型抗精神病药引起50%的类恶性综合征样症状)。

3. 路易体痴呆病例:68岁男性,主诉反复发作性情绪低、无力、思睡4年,当地医院诊断抑郁症,20天前度洛西汀用到60 mg/早、60 mg/晚,用药第6天犯糊涂,洗头时不认识海飞丝,而用润肤露洗头;妻子与他说话,像没听见一样,事后对这些行为都有印象,4天前改为度洛西汀60 mg/早、拉莫三嗪25 mg/早,犯糊涂现象消退,就诊时腿抖、舌头在口腔内快速伸缩(帕金森症)。即使服舍曲林50 mg/早、奥氮平0.625 mg/晚,走路仍往前冲,诊断帕金森症。调为黛立新1粒/早,苯海索2 mg一日2次,米氮平10 mg/晚,辅酶Q_{10} 10 mg一日3次。第三天早上不认识妻子是谁(人物定向障碍),也不认识照片上的自己(面部失认症),有时不知道他在对谁说话(幻听),4次睡眠期间跌下床(REM睡眠行为障碍)。药物调整为黛力新1粒/早,米氮平10 mg/晚,基本清醒,有时下午4~5点钟会犯糊涂(波动性认知)。上午的事下午就记不得了,甚至刚说的话都记不得(近事遗忘)。平常坐坐睡睡,不跟妻子说话(警醒度下降)。诊断为路易体痴呆。

4. 鉴别:路易体痴呆与阿尔茨海默痴呆的鉴别(表6-1)。

表6-1 路易体痴呆与阿尔茨海默痴呆的鉴别

项目	路易体痴呆	阿尔茨海默痴呆
认知障碍	波动性(50%~75%)	平稳下降
出现幻视	早期(13%~80%)	晚期
帕金森症	痴呆1年后出现(70%)	不明显
发作性跌到	有	无
对神经阻断剂过于敏感	是(50%)	否
头颅CT	壳核萎缩	广泛性脑萎缩

5. 治疗：无对因治疗方法，对症治疗有：多奈哌齐起始量
1.5 mg/早 治疗认知障碍；左旋多巴起始量0.1g 一日2次 治疗帕金森
症；喹硫平起始量(12.5～25)mg/睡前 治疗幻视。

三、全面性痴呆

1. 概念：多见于阿尔茨海默病，以进行性遗忘为特征。进行性遗
忘是由近及远，日趋加重的遗忘。当病人家属带其来就诊时，往往已
经重到出门就不认识回家的地步，伴有判断推理能力下降，例如，病人
每天对着窗外大声唱童年旧歌，已判断不出别人对她大声唱歌的感
受；无自知力，不感到自己的记性减退不正常；伴有人格改变，包括亲
情减退，每天骂家人，随地大小便。

2. 机制：阿尔茨海默病是一种神经元变性病，全脑神经元广泛变
性，导致进行性遗忘，判断推理能力下降、无自知力和人格改变。因为
神经元变性不像神经元坏死那样严重，故早期无定位神经体征，头颅
CT显示广泛性脑萎缩。女性代谢比男性低40%，老来认知衰退更
快，更易感痴呆。

3. 治疗：轻度～重度阿尔茨海默病用多奈哌齐治疗，起始量
5 mg/早；中度～重度阿尔茨海默病可联用美金刚治疗，起始量
5 mg/早，虽能延缓痴呆发展，但总体是药价贵、疗效差。

四、局部性痴呆

1. 概念：局部性痴呆又称部分性痴呆、健忘性痴呆，见于血管性痴
呆。早期表现为瞬时和短期记忆减退，例如，冰箱里的菜会忘了吃，需
要提醒；但不影响判断推理能力，例如，哪些话该说，哪些话不该说。
保持自知力，无人格改变，例如，知道尽量少麻烦人。充分发展期才有
思维贫乏、情感脆弱、失用症。思维贫乏导致整天很少说话，即使你问
他，他也是以最简短的方式应答你；情感脆弱遇到电视上的伤心情节，
就大哭不止；可有发作性意识模糊，如突然惊诧地问，"这是什么地
方？"可有神经定位症状：① 运动性失语：能理解别人在说什么，但自
己发音费力，找词困难，故话少，但回答切题；② 感觉性失语：不能理
解别人在说什么，自己发音不费力，找词不困难，所以话多，但答不切
题；③ 命名性失语：叫出物品的名称困难，但知道该物品的用途，例

如,看到火柴,报不出火柴的名称,但能做出擦火柴的动作。看到香烟,报不出香烟的名称,但能做出抽烟的动作;④ 视觉空间失认症:例如,不能分辨左右手;⑤ 大小便失禁。到了终末期,睁眼就淡漠,闭眼就思睡。

2. 机制:前额皮质背外侧部控制抽象思维、高级情感和意志,腔隙性脑梗塞每次范围有限(病灶直径 $2\sim15\ mm$),不致损害整个前额皮质背外侧部,故在早期,抽象思维损害不明显,病人保持判断、推理和自知力,高级情感和意志损害不明显,故无人格改变,当额、颞叶发生腔隙性脑梗塞时,瞬时和短期记忆减退;到腔隙性脑梗塞的充分发展期,前额皮质背外侧部缺血灶逐渐密集,导致思维贫乏;前额皮质对桥脑面神经运动核的控制减弱,导致稍有情感刺激,面神经运动核支配的表情肌就夸张性运动,表现情感脆弱;当颞叶底部一过性脑缺血发作时,表现发作性意识模糊;右利手病人的左半球额下回后部梗塞引起运动性失语;左半球颞上回后部梗塞引起感觉性失语;左颞中回及颞下回后部梗塞引起命名性失语;右半球顶-颞交界处皮质梗塞引起视觉空间失认症,旁中央小叶梗塞引起大小便失禁。一侧中央前回梗塞引起对侧偏瘫。到终末期时,皮质广泛梗塞引起情感淡漠和终日思睡。

3. 血管性痴呆病例:63 岁脑血管病女性,2 年前突然头不自主地左右颤动,查核磁共振,提示多发性腔隙性脑梗塞、脑动脉硬化,2 天前早晨和中午都不想吃饭,说情绪不好,下午 2 点起来,说,"我的菜搞错了,我什么都记不得了。"你问她什么话,都回答这一句,"我的菜搞错了,我什么都记不得了(持续言语)。"精神检查时,知道右边是自己的女儿,但说不出女儿的姓名;知道左边是自己的丈夫,但说不出丈夫的姓名,知道胶棒是粘东西的,但说不出胶棒的名称,知道图章是盖印用的,但说不出图章的名称(命名性失语)。诊断为血管性痴呆,转神经内科治疗。

4. 病程:高血压促进脑动脉硬化,脑动脉硬化促进腔隙性脑梗塞发作,故脑梗塞病人常有高血压史。脑梗塞都是急性发作和阶梯式加重的,每发一次,病情就突然加重一次,之后逐步建立侧支循环,病情逐步减轻,病程是呈突然加重-缓慢减轻-突然加重-缓慢减轻,故称阶梯式病程。脑梗塞导致局部神经元坏死,故头颅 CT 可见多个梗塞灶和软化灶。

5. 鉴别:部分性痴呆与全面性痴呆的鉴别见表 6-2。

表 6-2 部分性痴呆与全面性痴呆的鉴别

项目	部分性痴呆	全面性痴呆
既往高血压和脑动脉硬化史	有	无
起病形式	急性或亚急性	慢性
病程	阶梯式恶化	进行性恶化
判断推理能力	无损害	有损害
自知力	完整	丧失
人格改变	无	有
伴发的情感障碍	情感脆弱	情感淡漠
记忆损害	近事记忆减退	由近及远的遗忘
局部定位症状	有	无
头颅 CT	多发性梗塞灶和软化灶	广泛性脑萎缩

6. 治疗:主要是治疗脑梗塞本身,包括控制脑梗塞的促进因素,控制高血压(如吲达帕胺起始量 2.5 mg,一日 1 次)、控制高血糖(如二甲双胍起始量 0.25 g,一日 2 次)、控制高血脂(如阿托伐他汀钙起始量 10 mg,一日 1 次)、控制高凝状态(如氯吡格雷起始量 75 mg,一日 1 次),至于改善记忆的药物,例如,石杉碱甲起始量 100 μg,一日 2 次,或多奈哌齐起始量 5 mg/早,倒在其次。

第二节 假性痴呆

真性痴呆是脑器质性疾病所致痴呆,不能恢复;假性痴呆是脑功能性疾病所致痴呆,可以恢复。假性痴呆包括抑郁性假性痴呆、刚塞尔综合征(Ganser)和童样痴呆。抑郁性假性痴呆是思维迟缓的结果,这里略过不提,只叙述刚塞尔综合征和童样痴呆。

一、刚塞尔综合征

1. 概念:刚塞尔综合征又称心因性假性痴呆,是对简单问题回答错误,但平时能处理较复杂的生活问题。例如,20 岁男性囚犯,问他医生是什么人,答是爸爸;问他 1+1,答等于 1;伸出两手,说自己是 1 只膀子,1 条腿;平时能唱歌,能数数,但让他数数则不会。

2. 机制:面对超强压力(如拘禁期间精神检查时),皮质不能承受过度紧张的应激反应→保护性抑制→催眠状态→自我主见消失→直觉主见苏醒→被暗示性增强,这时潜意识自我暗示,"如果你是痴呆,你就没有刑事责任"。潜意识的直觉主见接受这一暗示,所以当医生提问时,直觉主见就故意答错,但直觉主见能理解所问问题的性质,虽然答错,但还是按对方提问的方向去答的,例如,1+1=? 答等于 1,是按照数学的方式计算的,在正确答案周围(或左右)回答,称近似回答。由于是潜意识的直觉主见作答,意识的自我主见被抑制,故不是意识的自我主见在装病,不能说是诈病;而是潜意识的直觉主见在装病,性质是癔症的分离性障碍。由于意识被抑制,不能识记潜意识直觉主见作答的行为,故事后不能回忆。在拘禁期间,病人意识清晰,生活自理,智力正常,例如,能数数,能唱歌;如果医生再问他别的智力问题,他一旦警觉,又进入催眠状态→自我主见消失→直觉主见苏醒→被暗示性增强→近似回答。电针冲击治疗通过强刺激,能暂时激活意识→激活自我主见→被暗示性下降,智力马上恢复,但平静下来后,病人又感到现实的超强压力(例如拘禁)→皮质保护性抑制→催眠状态→自我主见消失→直觉主见苏醒→被暗示性增强,再次回到低智状态。故电针冲击治疗的疗效是暂时的。

3. 鉴别:刚塞尔综合征与精神发育迟滞的鉴别见表 6-3。刚塞尔综合征是在强大精神压力下急性起病,病程较短,而精神发育迟滞是有先天性遗传病史,或在一次脑器质性损害(如脑炎、脑外伤)后,残留低智,病程通常较长;刚塞尔综合征在精神检查时与平时的智力反差大,而精神发育迟滞在精神检查时与平时的智力反差小;刚塞尔综合征在精神检查时竭力表现为低智,而精神发育迟滞在精神检查时竭力表现为高智;刚塞尔综合征在精神检查时有表演性,而精神发育迟滞在精神检查时无表演性;刚塞尔综合征用电针冲击治疗后,智力马上恢复,但不久又旧态复萌,而精神发育迟滞用电针冲击治疗无效。刚塞尔综合征的低智在强大精神压力去除后,智力就恢复正常,而精神发育迟滞的低智永不恢复。

表 6 - 3　刚塞尔综合征与精神发育迟滞的鉴别

项目	刚塞尔综合征	精神发育迟滞
病因	强大的精神压力	先天性遗传病或脑器质性损害史
病程	较短	通常较长
精神检查与平时的智力反差	大	小
精神检查时竭力表现为	低智	高智
精神检查时的表演性	有	无
电针冲击治疗	立即见效	无效
远期预后	好	差

4. 治疗:能解除外界的超强压力是最好,解除不了就抗焦虑,通过降低皮质对超强压力的反应性,从而缓解保护性抑制→解除催眠状态→自我主见↑→被暗示性↓,潜意识中"如果我是痴呆,我就没有刑事责任"的暗示就不再起作用,痴呆就会缓解。抗焦虑的具体方法是氯硝西泮起始量 1 mg/早,1 mg/晚,帕罗西汀起始量20 mg/早。

二、童样痴呆

1. 概念:就是成人表现为儿童的言行,例如用童音说话,玩玩具,但却能像成人一样处理复杂问题。

2. 机制:面对超强压力(如官司),皮质不能承受超强的应激反应,只有保护性抑制→催眠状态→自我主见消失→直觉主见苏醒→被暗示性增强。这时,潜意识自我暗示:"你要是儿童,就没有刑事责任了"。潜意识的直觉主见接受这一暗示,于是在与官司有关的人群面前,表现为儿童言行。由于意识抑制,潜意识的直觉主见操纵言行,故不是有意识装病,不能说是诈病;而是潜意识的直觉主见在装病,性质是癔症的分离性障碍。由于发作时意识被抑制,没有识记潜意识直觉主见操纵的儿童言行,故事后不能回忆。只要不涉及与官司有关的人群,保护性抑制就解除,意识就清晰,就能像成人一样处理复杂问题。再遇到与官司有关的人群,保护性抑制立即出现,又表现为儿童言行。

3. 鉴别:个别情况下,17～18岁的女生因抑郁的思维迟缓,跟不上课程,在家看手机新闻都觉得费脑,于是像儿童一样,在家搭起积木来,这是一种消遣。经治疗后,抑郁的思维迟缓好转,看手机新闻不再是负担,也就不再搭积木了。这貌似童样痴呆,但不是装给别人看的,也不是为了逃避任何责任,不能视作童样痴呆。而童样痴呆是潜意识的直觉主见操纵儿童样行为,装给别人看,目的是想逃避责任,一旦别人不看,也就无需再装,智力马上恢复到平常水平。

4. 治疗:如果能解除外界的超强压力是最好,解除不了就抗焦虑,通过降低皮质对超强压力的反应性,从而缓解保护性抑制→解除催眠状态→自我主见↑→被暗示性↓。这样,"你要是儿童,就没有刑事责任了"的暗示就不再起作用,童样痴呆就缓解。抗焦虑的具体方法是氯硝西泮起始量 1 mg/早,1 mg/晚,帕罗西汀起始量20 mg/早。

第三节　自知力和定向力

一、自知力

1. 概念:自知力就是对自我精神状态正常与否的判断能力。判断能力正常叫有自知力,判断能力部分正常叫部分自知力,判断能力缺失叫无自知力。自知力通常不是一个独立的精神症状,而是附着在其他精神症状上的一个属性。一个病人同一时间可有多种精神症状,病人对有些精神症状有自知力,有些精神症状无自知力。例如,伴精神病症状的抑郁,病人对抑郁是有自知力的,但对幻觉、妄想无自知力,总体判断为无自知力(判断从重)。因为有自知力是正常的,应该的;而无自知力是病态的,不应该的。医生只关心病态部分,所以忽略正常部分。

2. 机制:无自知力有五个原因:

(1) 体验过于逼真:幻觉在主观感受上与真实知觉完全一致,不由病人不信。

（2）自己得出的结论：错觉是根据不充分的感觉信息，自己带猜得出的知觉判断，当时不会怀疑有错。

（3）与情感相一致的观念：躁狂时自我评价升高，产生夸大妄想或夸大超价观念；抑郁时自我评价降低，产生罪恶妄想或自责超价观念。与情感相一致的观念，不易受到自己的怀疑。

（4）与私我愿望相一致的观念：原发性妄想的念头与潜意识私我欲望的感受相一致（例如，被害妄想是与私我欲望的安全感被威胁相一致），即使内容荒唐，病人也不疑有错。

（5）缺乏私我欲望：缺乏私我欲望，对任何事物都不再有情感反应（情感淡漠），就会伴有动力缺失，导致思维贫乏和意志缺乏。在病人看来，我不需要，自然无需努力，不觉得这有什么异常，故对思维贫乏、情感淡漠和意志缺乏无自知力。

3. 鉴别：靠有或无自知力来鉴别的精神症状见表6-4。

表6-4　靠有或无自知力来鉴别的精神症状

心理过程	有自知力	无自知力
感知觉	躯体人格解体	虚无妄想
	幻想性错觉	错觉
记忆	旧事如新症	Capgras综合征
	似曾相识症	弗雷格利综合征
思维	思维迟缓	思维贫乏
	正常性象征性思维	病理性象征性思维
	白日梦	妄想性幻想
	强迫观念	妄想
情感	情感低落	情感淡漠
	情感缺失（情感麻木）	情感平淡
意志和行为	意志减退	意志缺乏
	强迫动作	刻板动作

4. 治疗：无自知力是某些精神症状的属性，关键在于治疗这些精

神症状,例如,幻觉妄想用利培酮起始量 1 mg/早,或奥氮平起始量 5 mg/晚 治疗,待幻觉减少、妄想松动时,说服才起作用,后者称帮助自知力。帮助自知力可促进病人更好地配合药物治疗;情感淡漠、思维贫乏、意志减退用阿立哌唑起始量 5 mg/早,或氨磺必利起始量 100 mg/早,100 mg/中 治疗。

二、定向力

定向力是指一个人对时间、地点、人物和对自身姓名、年龄、职业的认识能力。定向力分周围定向和自我定向。周围定向包括时间、地点、人物,自我定向包括姓名、年龄、职业。定向力障碍包括周围定向障碍和自我定向障碍。周围定向障碍包括时间定向障碍、地点定向障碍和人物定向障碍。

（一）时间定向障碍

1. 概念:时间定向障碍是正确判断时间的能力减退。其检查方式是问现在是上午还是下午? 白天还是晚上? 今天是多少号了? 现在是几月份了?

2. 机制:时间定向的正确回答取决于记忆,记忆减退是由近及远的,所以医生问的时间越近,越易检出时间定向障碍。一般性事件可作为判断当下时间的坐标,例如吃过早饭没有,睡过午觉没有。痴呆和意识障碍病人近事遗忘,从而丧失了判断时间的坐标,故易出现时间定向障碍。当意识障碍时,对环境的亮度感受下降,易将白天判断为晚上。

3. 鉴别:痴呆病人近事遗忘,问他当天的日期,倾向将日期提前(例如把 4 号说成 2 号),这是时间定向障碍;如果他对昨天的事遗忘,你问他前天的事,倾向将日期推后(把前天的事说成是昨天的事),这是时间错构症。

（二）地点定向障碍

1. 概念:地点定向障碍是不能正确判断当下在什么地方。例如,与同学在一起吃饭期间,一转眼工夫,就不知自己在哪了。又如,医生在诊室里问病人:"这是什么地方?"病人答:"这是医院。""这是哪家医院?"病人就答不上来。

2. 机制：当枕叶看到熟悉的环境时，经枕-额腹侧通路接通右额叶腹内侧部的身份和环境识别装置(面部敏感神经元)，该装置之前保存有该环境的信息，所以被激活，认识熟悉的环境。当该通路中断时，原来熟悉的环境就不认识了；或者虽然接通，该装置的辨识度下降，误将另一环境信息当作目前环境信息，从而将当前环境误认为是另一环境，例如，把家里误认为是在船上。近事遗忘和注意减退都与地点定向障碍有关，例如，家人说今天带病人去哪家医院看病，然后乘车到该院，该院门口有招牌，然后进医院，挂号-候诊-看病，医生问"这是什么地方？"病人能根据诊室摆设和医生穿的白大褂，判断"这是医院。""这是哪家医院？"病人由于近事遗忘和注意减退，记不得来前家人讲是去哪家医院看病，也没注意医院门口的招牌，所以答不上来。

3. 鉴别：迷路与地点定向障碍不能划等号。当迷路时，如果知道当下位置是什么地方，也知道自家住址，就是不知道怎么才能回家，则不是地点定向障碍，而是空间定向障碍，即迷路。例如，一位分离性障碍年轻女性，下午3点半在离家2500米左右的小吃店里喝了半杯酒酿，走出小店就不认识回家的路了，打电话让母亲来接。机制是来时路上的空间定位信息已由顶叶感知，并保存到颞叶中，现在顶叶要从颞叶提取这一空间信息，因半杯酒酿下肚，导致颞-顶通路中断，所以提取不出来，故不知道怎么才能回家。由于颞-额通路尚通畅，所以额叶依然能从颞叶提取到当下位置和自家住址。故知道当下位置和自家住址。如果不知道当下位置是什么地方，也不知道自家住址，也不知道怎么回家，则既有地点定向障碍，又有遗忘，还有空间定向障碍。机制是颞额通路和颞顶通路均已中断。

如果是发作性不知道当时在什么地方，也记不得家在哪里，可见于一过性脑缺血发作；如果是持续性不知道当时在什么地方，记不得家在哪里，可见于阿尔茨海默病。

（三）人物定向障碍

1. 概念：人物定向障碍是不能正确识别熟人。例如，把女儿认作妹妹。谵妄性躁狂可有人物定向障碍，例如，躁狂病人在上午11∶00上网课时，突然从位子上跳起来，有兴奋感，在屋里做慢跑运动，跑到衣柜前,突然停下,对妈妈说,"这是哪里? 你是谁?"因不认识妈妈是谁,故做躲避妈妈的动作,害怕妈妈。

2. 机制:正常人看到熟人后,经枕-额腹侧通路接通右额叶腹内侧部的身份(和环境)识别装置(面部敏感神经元),该装置中既往存有该人的信息,于是被激动,就认出该熟人。如果枕-额腹侧通路功能中断,无法接通身份识别装置,就不认识该熟人;或者枕-额腹侧通路没中断,但身份识别装置中识别度减退,误将 B 人的信息错认为 A 人的信息,从而认错人。

3. 与错觉的重合:人物定向障碍中的不认识人可归为面容失认,人物定向障碍中的错认人分为两种情况,一种是将关系近的人错认为关系远的人,例如,把女儿错认为妹妹,归为 Capgras 综合征;另一种是将关系远的人错认为关系近的人,例如,把妹妹认作女儿,归为弗雷格利综合征。

(四)自我定向障碍

1. 概念:自我定向障碍是不知道自己的身份,包括姓名、年龄和职业。

2. 机制:能意识到传记性记忆,就能意识到自己的身份。意识不到传记性记忆,就意识不到自己的身份。例如,当癫痫性神游症发作时,颞-额通路中断,传记性记忆不能由颞叶传至额叶,对自己的姓名、年龄和职业全忘了,于是开始漫游。当神游症逐渐缓解时,颞-额通路逐渐接通,传记性记忆逐渐由颞叶传至额叶,病人就开始回家了;又如,正常人年龄每年都在增长,所以对年龄的记忆会不断刷新,阿尔茨海默痴呆是对传记性记忆由近及远的蚕食性破坏,故对年龄的记忆最先破坏;职业的变化比年龄慢,后被破坏;姓名是早年形成,终生不变,最后被破坏。所以痴呆病人要是连自己的姓名都不记得了,那就到了晚期。

3. 鉴别:不知道自己的身份是自我定向障碍,而把自己的身份说成是另一个身份,则是交替人格或人格转换。

4. 补充:与职业同样重要的是归宿地,癫痫性神游症因忘了自己的归宿地,所以开始漫游;阿尔茨海默病性痴呆因忘了自己的归宿地,所以出门就不认识回家。

（五）治疗

定向障碍本身无所谓治疗，而定向障碍提示的疾病可被治疗。痴呆可用多奈哌齐起始量 5 mg/早，或联用美金刚起始量 5 mg/早 治疗；谵妄性躁狂可用丙戊酸钠缓释片起始量 500 mg/早，或奥氮平起始量 5 mg/晚 治疗；癫痫性神游症可用丙戊酸钠缓释片起始量 500 mg/早 治疗。

三、双重定向

1. 概念：双重定向是对时间、地点或人物同时赋予两种不相容的感受，其病理意义等同矛盾观念，对诊断精神分裂症有重要意义，例如，这里既是学校，又是病房，学校与病房不相容；你既是我女儿，又是另一个人，我女儿与另一个人不相容。

2. 机制：双重定向中的一个定向是来自前意识浅层对"对方"的直觉判断，是真实感受，例如，这是病房，你是我女儿；另一个定向是来自潜意识浅层的妄想信念，是不真实的感受，例如，这是学校，你是另一个人。表面上看，这两个判断是等位并列的，但对病人来说，前者不过是姑且承认的客观事实，而后者才是他要强调的主观感受。再如，病人说，"这里既是医院，又是监狱；经治医生既是医生，又是周杰伦"。这里，"医院"和"医生"都是陪衬，而"监狱"和"周杰伦"才是他要强调的。

3. 鉴别：人物 Capgras 综合征是将一个关系近的人错认成一个关系远的人，对"对方"的身份只有一个定位，没有两个定位。例如，你不是我女儿，而是装扮成我女儿的另一个人；相反，双重定向对"对方"的身份同时有两个定位。例如，你既是我女儿，又是另一个人。地点 Capgras 综合征是将一个较熟悉的地点错认成一个较陌生的地点，对错认的地点只有一个定位，没有两个定位。例如，病人在自己家里拉着妻子就走，说，"这不是我们的家，我们走吧"；相反，双重定向对地点同时有两个定位。例如，这既是我的家，又是病房。

4. 治疗：双重定向源于妄想信念，应按妄想治疗。例如，利培酮起始量 1 mg/早，或奥氮平起始量 5 mg/晚。

第七章 情 感

　　情感就是一种态度，是对周围事物和自身的态度。喜欢明星是一种态度，自惭形秽也是一种态度。现将情感障碍分述如下。

一、情感高涨

　　1. 概念：情感高涨是一种欲望和自信被点燃的感觉。当欲望被点燃时，性欲增强，轻则与熟悉异性调情，重则找陌生异性乱交；购买欲增强则"不买就难过，买了又后悔"；交友欲增强则广交朋友；求知欲增强则买一大堆书来研究，但没看几页就放下。当自信被点燃后，对自己的能力高估，觉得自己什么都能干好，前途一片光明，相信自己将来能成就一番大事业（夸大超价观念），甚至凭空认为，自己已经做成一番大事业（夸大妄想）。

　　2. 机制：情感高涨是脑边缘系统能量代谢过盛的结果。情感高涨的特点是晨轻夕重。根据线粒体裂解加速导致情感高涨的学说，推测警醒持续时间越长，线粒体裂解越多，燃烧能量越快，就像是劈碎的柴火更易燃烧一样，故情感高涨晚上更重。

　　3. 治疗：情感高涨是躁狂症的核心症状之一。在欧洲，躁狂症是单用不典型抗精神病药治疗，例如，奥氮平起始量 5 mg/晚，利培酮起始量 1 mg/早；在北美洲，躁狂症是用心境稳定剂联合不典型抗精神病药治疗。例如，碳酸锂缓释片起始量 300 mg/早，300 mg/晚、丙戊酸钠缓释片起始量 500 mg/早，加上奥氮平起始量 5 mg/晚 或利培酮起始量 1 mg/早。在中国，治疗躁狂症是按照北美洲的思路执行的。

二、欣快

　　1. 概念：欣快是在智力障碍的背景下快乐。快乐时话多，好开玩笑，好拍马屁，好使用双关语。由于智力障碍，所以开的多是愚蠢的玩笑；拍的多是愚蠢的马屁，用的多是愚蠢的双关语。例如，同事叫张露,病人说:"露露,露露,我喝了你"。领导烦恼地掸衣服:"我这身上哪来这么多的虫子?"病人就谄媚:"你身上香,所以虫子才喜欢你哎;你人好,所以虫子才喜欢你哎。"病人给在场的每人发 2 粒花生米,叫"哥俩好";过一会又发 4 粒花生米,叫"四四如意";再过一会又发 6 粒花生米,叫"六六大顺"。

2. 机制:多发性硬化每发作一次,神经纤维就减少一些,智力减退就加重一些。多发性硬化反复发作后,神经纤维数量大幅减少,智力明显减退。当多发性硬化急性期时,由于髓鞘的破坏,神经纤维之间不再绝缘,神经信号在向前传导时,产生漏电现象,传到并行的其他神经纤维上去,信号被不适当地放大,轻微的担心被放大成严重的焦虑,轻微的沮丧被放大成严重的抑郁,轻微的愉快被放大成过度的快乐,在智力障碍基础上的过度快乐,就是欣快。

3. 鉴别:情感高涨与欣快都感到快乐,情感高涨时不但无智力障碍,而且还思维奔逸,所以开心的同时,说话中透出睿智,能把快乐传染给周围人,使周围人产生情感上的共鸣;相反,欣快因伴有智力障碍,所以开心的同时,说话中透露出愚蠢,不能把快乐传染给周围人,周围人不会产生情感上的共鸣。

4. 治疗:欣快除了对因治疗(例如,多发性硬化用皮质类固醇治疗)外,如不影响生活和社交,则不必处理;如果影响,可用丙戊酸钠缓释片起始量 500 mg/早。

三、情感低落

1. 概念:情感低落是一种欲望和自信被浇灭的感觉。在欲望被浇灭后,表现无兴趣、无意思,空虚和无聊;在自信被浇灭后,低估自己的能力,觉得自己什么都干不好,前途黑暗,为自己的未来发愁,例如,愁这辈子没钱怎么过,所以绝望、想死。

2. 机制:情感低落的机制是脑边缘系统能量代谢不足。大多数情感低落是晨重夕轻,即上午萎靡不振,下午勉强工作,晚上情绪接近正常。经过一夜睡眠后,线粒体多处于熔合状态,不便于细胞燃烧能量,就像是整块的柴火燃烧起来较慢一样,故晨起时始动性不足,情感低落加重,随着警醒时间的延长,线粒体裂解增加,情感低落开始缓解。

3. 忧郁:忧郁是在灰暗感背景下情感低落,病人会把灰暗感描述为"脑内阴云笼罩,看外界就像是刘海挡住了眼睛,灰蒙蒙的;心情好时脑内云消雾散,看外界就像把刘海梳上去了,眼前一片光明"。

4. 重性抑郁比轻性抑郁:重性抑郁是自责,轻性抑郁是责人;重性抑郁的社会功能损害多,轻性抑郁的社会功能损害小;重性抑郁用安慰剂或心理治疗效果差,轻性抑郁用安慰剂或心理治疗有短期(不到一周)疗效。

5. 治疗:重性抑郁症和双相抑郁症都有情感低落。当重性抑郁症的情感低落时,伴焦虑的用帕罗西汀起始量 20 mg/早 或艾司西酞普兰起始量 10 mg/早 治疗,伴懒动的用氟西汀起始量 20 mg/早 或文拉法辛缓释剂起始量 75 mg/早 治疗;当双相抑郁症的情感低落时,伴焦虑的用喹硫平起始量 25 mg/晚 或奥氮平起始量 5 mg/晚 治疗,伴懒动的用鲁拉西酮起始量 20 mg/晚饭后即服 治疗。

附:抑郁症的晨重夕轻及晨轻夕重学说

(一)原理

1. 快眼动(REM)睡眠能促进线粒体熔合:抑郁症的典型昼夜节律是晨重夕轻,根据剥夺 REM 睡眠(做梦睡眠)能改善抑郁症状,而恢复 REM 睡眠能恶化抑郁症状的现象。假定 REM 睡眠能促进线粒体熔合,线粒体熔合就像一根整木,不易燃烧,抑郁病人虽有充足的线粒体数量,但因不能利用,所以脑能量代谢不足,处于抑郁状态。

2. 警醒能促进线粒体裂解:躁狂病人倾向是早晨轻,夜晚重,提示警醒持续时间越长,躁狂越重。假定警醒持续时间延长能促进线粒体裂解,线粒体裂解后就像是很多碎木块,易于细胞燃烧,脑能量代谢旺盛,处于躁狂状态。

3. 抑郁症晨重夕轻的原理:抑郁经过一夜的 REM 睡眠后,线粒体正处于熔合状态,比正常人难以裂解,所以,刚醒来时抑郁最重,随着一天的警醒下来,警醒能促进线粒体裂解,脑中可用燃烧的能量逐渐增多,故到了后半天,抑郁减轻,甚至缓解。

4. 抑郁症晨轻夕重的原理:另一些抑郁症不是因为线粒体过度熔合,导致有能量无法燃烧,而是因为线粒体总量不足,用不到一天,能量就燃烧殆尽,故抑郁症状是上半天轻,下半天重。

(二)晨重夕轻的演绎

1. 易感睡眠位相延迟:抑郁症白天重,心里难过,势必贪睡到中午起床,到晚上抑郁轻了,觉得时光宝贵,舍不得早睡,因此捱着不睡,且越捱越精神,常到下半夜才睡。这样,就养成睡眠位相延迟(下半夜睡,中午起床)的习惯,劝之无效。

2. 早厌食、晚贪食:抑郁症早晨重,故早晨没胃口,不想吃早饭;晚上抑郁轻了,胃口也有了,故晚上贪食,这种人的餐饮习惯是一日两顿(中、晚),如果傍晚才起床,则一日一顿(晚)。

3. 猫头鹰式睡眠:猫头鹰式睡眠的非抑郁人群就是晚睡晚起,这也是由晚上精神好和早晨起床困难的感受决定的,这种人可看作是"抑郁症晨重夕轻"生理节律的反映。对这种人来说,一天之计在于昏。

4. 次昼夜循环:病人经过一夜的充足 REM 睡眠后,线粒体处于熔合状态,所以刚醒来时,抑郁重,白天警醒能促进线粒体裂解,当裂解过程加速时,到了后半天,脑中可燃烧的能量超过正常水平,就进入躁狂状态。这种早抑郁、晚躁狂的状态,称次昼夜循环。次昼夜循环用丙戊酸钠和碳酸锂治疗,假定丙戊酸钠和碳酸锂是通过抑制线粒体裂解而发挥作用的。亚临床性甲状腺功能减退诱发次昼夜循环,假定亚临床性甲状腺功能减退诱导线粒体裂解,而优甲乐抑制线粒体裂解,改善次昼夜循环。去甲肾上腺素(NE)能抗抑郁药(例如文拉法辛、度洛西汀)诱发或加重次昼夜循环,假定 NE 能促进线粒体裂解,适当促进线粒体裂解能抗抑郁,过度促进线粒体裂解则诱发次昼夜循环。这样分析下来,抑郁症晨重夕轻,是次昼夜循环的一个潜质,一些病人终生未发过次昼夜循环,是因为警醒促进线粒体裂解的速度不够快。

5. 阿米替林易感躁狂:REM 睡眠需要 5-羟色胺(5-HT)、去甲肾上腺素(NE)能低下和胆碱能增加才能完成,抑郁症的 5-HT、NE 能低下,胆碱能增加,故 REM 睡眠增加,这种增加加重了线粒体的熔合,故次日抑郁。三环抗抑郁药(例如阿米替林)增加 5-HT、NE 能,抗胆碱能,故减少 REM 睡眠,导致线粒体不易熔合,轻则抗抑郁,重则致躁狂,故三环抗抑郁药是抗抑郁最好,也最易诱发躁狂;5－HT 和 NE 能双回收阻断剂(例如文拉法辛、度洛西汀)只增加 5－HT、NE 能,不抗胆碱,故抗抑郁第二好,次易诱发躁狂;帕罗西汀增加 5－HT 能,抗胆碱,故抗抑郁第三好,第三易诱发躁狂,其他选择性 5－HT 回收阻断剂(艾司西酞普兰、舍曲林、西酞普兰、氟伏沙明)只增加 5－HT 能,抗抑郁第四好,第四易诱发躁狂。

（三）晨轻夕重的演绎

1. 易感睡眠位相提前:抑郁症状早晨轻,晚上重,势必珍惜早晨时光,而下午和晚上时光难熬,故晚上不会熬夜而早睡,早晨不会贪睡而早起,所以,晨轻夕重的抑郁症病人易感睡眠位相提前。

2. 早食欲正常、晚食欲减退:抑郁症状早晨轻,晚上重,故早晨食欲正常,晚上食欲减退。

3. 百灵鸟式睡眠:百灵鸟式睡眠的非抑郁人群就是早睡早起,这是早上精神好和晚上精神差的感受决定的,这种人可视作是"抑郁症晨轻夕重"生理节律的反映。对这种人来说,一天之计在于晨。

4. 单相抑郁症:因为线粒体的总量不足,用不到一天能量就告罄,故抑郁症状晨轻夕重。如早起后能量消耗迅速告罄,则醒后不久就抑郁,不可能发生躁狂。故假定,抑郁症晨轻夕重,更可能是重性抑郁症(单相抑郁症)。

四、焦虑

病理性焦虑是一种与实际境遇不相称的、过度的担心。担心的方向有内有外,对内担心是担心自身躯体健康,看到别人生病或去世,就担心自己也会生同样的病或去世;对外担心是担心其他不良后果,例如,担心楼随时会倒塌。而现实性焦虑是与实际境遇相称的担心。例如,因请假太多而担心学习跟不上,考不及格。焦虑可分为惊恐发作、广泛性焦虑、妄想心境和其他焦虑四类。

（一）惊恐发作

1. 概念:惊恐发作是一种急性焦虑发作,其核心症状是"心跳快、呼吸快、濒死感",每次发作半小时左右缓解。当惊恐发作严重时,可表现人格解体症状(听声音变远变小,看事物模糊不清,缺乏熟悉感,脑内一片空白)、感觉减退(全身发麻)。当极为严重时,可晕倒 10 秒~1 分钟,事后不能回忆。

2. 机制:当惊恐发作时,病人对体内的二氧化碳浓度升高过度敏感,引起过度呼吸,过度呼吸导致体内二氧化碳浓度过低,二氧化碳浓度过低导致脑血管收缩,引起脑缺血,脑缺血导致头昏和人格解体(看周围事物模糊,听周围声音变远)。中央前回缺血导致无力、前庭缺血导致眩晕、延髓薄束核缺血导致脚踩棉花感,其中人格解体引起濒死感,濒死感引起中枢过度警醒和交感神经兴奋,中枢过度警醒表现为紧张、听觉增强(听到声音就难受)、内感受性增强(感觉心跳得要蹦出来),交感神经兴奋表现为心动过速、外周血管收缩(表现怕冷)。病人因对体内二氧化碳浓度升高过于敏感,故怕进电梯、澡堂等密闭空间,也怕戴口罩。剧烈运动、劳累、说话声音大、语速快,都会增加耗氧量,产生二氧化碳,引发惊恐发作,故病人回避这些因素。

(二) 广泛性焦虑

1. 概念:广泛性焦虑是因假想的威胁而焦虑。假想自己指责别人一下,别人就用刀捅死自己;假想下堂课会听不懂而焦虑;假想傍晚散步时会出车祸而焦虑。

2. 机制

(1) γ-氨基丁酸能不足:在中枢,γ-氨基丁酸是抑制性神经递质,当 γ-氨基丁酸能增加时,降低中枢警醒度,降低对威胁因素的警觉性,减轻担心程度;焦虑病人的 γ-氨基丁酸能降低,中枢警醒度升高,对威胁因素的警觉性增加;担心程度增加;用氯硝西泮增加 γ-氨基丁酸能传导,降低中枢警醒度,对威胁因素的警觉性降低,担心程度减轻。

(2) 5-羟色胺能不足:中枢 5-羟色胺能可迟钝情感,升高焦虑阈值;焦虑病人的中枢 5-羟色胺能不足,降低焦虑阈值,一点小事就易引起很强的焦虑。帕罗西汀增加 5-羟色胺能,升高焦虑阈值,减轻焦虑发作。

3. 后果

(1) 过度警醒:焦虑时病人过度警醒,常伴有听觉增强(听人说话就烦)、易激惹、性急、失眠。

(2) 注意减退:看人昏花,没法读书。

(3) 巫术思维:焦虑失去自信,只有求助迷信。例如心想,此时过马路会被车撞死,错过这个时点就不会被车撞死。

(4) 犹豫不决:焦虑导致选择困难,例如这狗是卖还是不卖? 看着狗就嫌烦,卖了怕没人买;不卖又想要钱,要了钱又不知干啥用。

(三) 妄想心境

1. 概念:妄想心境是一种发作性游离性焦虑。一般的焦虑能说明焦虑对象是什么,而游离性焦虑则说不清焦虑对象是什么,只感到担心、害怕,却不知担心什么、害怕什么;即使能指出怕的对象,但也说不出怕的理由。例如,透过窗户看月亮,感觉月亮可怕;看见大片白色的墙害怕;看到窗户、三角等几何图形害怕。怕的程度很重,怕到神情呆滞、依恋家人,持续时间 0.5～6 小时,可见于精神分裂症、双相抑郁、药源性(如奥氮平或氟哌啶醇)引起的妄想心境。

2. 过程:当妄想心境发作时,开始是头发懵,叫他做事能听懂,但做不了,之后是莫名紧张,伴有听觉增强(怕吵)、听觉残迹(刚听过的歌曲和电影台词在脑中回荡)、人格解体(要晕厥感,看世界像假的一样)、幻觉和妄想。

3. 机制:正常人是皮质意识到威胁因素,传至边缘系统,引起焦虑反应;广泛性焦虑是 γ-氨基丁酸不足,引起边缘系统对威胁因素的警醒性过强;5-羟色胺不足,引起边缘系统对威胁因素的反应性过强,诱发明显的焦虑反应。而妄想心境则无需皮质传来任何威胁因素,边缘系统自发性产生焦虑反应。故病人只感到焦虑,却不知为何而焦虑;只感到害怕,却说不出为何而害怕。妄想心境是发作性的,下午到傍晚发作为多,推测是前额皮质疲劳,不能抑制边缘系统的放电之故。

(四) 其他焦虑

1. 分离性焦虑:又称离母焦虑,一离开母亲就感到焦虑。孩子都 11～12 岁了,自己睡还要开着房门,叫妈妈要听见回答,才安心入睡。

2. 境遇性焦虑:进入某境遇就紧张,离开该境遇就缓解。一位年轻医生一进 ICU 值夜班,就紧张不安,紧张地自揪手背,以致手背被揪青。

3. 躯体性焦虑:这是焦虑的转换症状。例如,一有学习压力就干呕;一上学就头痛、耳痛、眼痛、胃痛,休学在家则各种疼痛都缓解。

(五)治疗

1. 氯硝西泮:氯硝西泮起始量 0.5 mg/早,0.5 mg/晚,能增加 γ-氨基丁酸能传导,通过降低警醒度而衰减焦虑反应,阿普唑仑起始量 0.4 mg,一日 2 次,劳拉西泮起始量 0.5 mg,一日 3 次,都能通过同样机制抗焦虑,不过效果较弱,持续时间较短。为了抗焦虑,氯硝西泮可以长期服用,无需因担心依赖、成瘾而强行换成非苯二氮䓬类药物。除非病人是为了追求快感而服氯硝西泮、阿普唑仑或劳拉西泮,才需用米氮平、喹硫平或奥氮平替代。

2. 帕罗西汀:帕罗西汀起始量 20 mg/早,能增加 5-羟色胺能传导,通过迟钝情感而降低焦虑反应。艾司西酞普兰起始量 10 mg/早,舍曲林起始量 50 mg/早,通过同样机制而抗焦虑,不过效果稍弱。

3. 氯硝西泮比帕罗西汀:氯硝西泮比帕罗西汀的抗焦虑应用见表 7-1。妄想心境似乎只对氯硝西泮(当然还有阿普唑仑、劳拉西泮)有效。

表 7-1 氯硝西泮比帕罗西汀的抗焦虑应用

	氯硝西泮	帕罗西汀
起效	1 小时	2 周
对哪种焦虑疗效好	躯体性焦虑	精神性焦虑
疲倦、瞌睡	重	轻
依赖、成瘾、滥用	有	无
价格	便宜	较贵

五、情感脆弱(情感失禁)

1. 概念:情感脆弱是因细微精神刺激而激动、大哭或大笑,内心虽有相应情感体验,但没有表情那么夸张。例如,精神分裂症或躁狂病人想到或看到电视上好笑的事而哈哈大笑,笑的对面楼上都能听见,当时心里也确实开心,但笑的程度大于心里开心的程度。抑郁病人看到稍有煽情的视频就会流泪,看见路上的乞丐,会哭一路。

2. 机制:皮质对桥脑面神经运动核的控制减弱,稍有情感刺激,桥脑面神经运动核支配的表情肌就夸张性运动,表现激动、大笑或大哭。皮质对桥脑面神经运动核控制减弱的原因有脑血管病、精神分裂症、躁狂、抑郁。并非像教科书上所说的主要见于脑血管病。因此,情感脆弱是一种比强制性哭笑为轻的运动障碍,类似膝腱反射亢进,是支配表情肌的上运动神经元控制能力减弱,导致下运动神经元的活动亢进所致。

3. 鉴别

(1)强制性哭笑:情感脆弱和强制性哭笑都有突然大哭或大笑,但情感脆弱的内心尚有较弱的相应情感体验;而强制性哭笑的内心则无相应情感体验。

(2)易激惹:情感脆弱和易激惹都是遇到小事就情感反应过强,但情感反应的方向不一样,易激惹是生气、愤怒、大发雷霆;情感脆弱是激动、大笑、大哭。

4. 治疗:脑血管病的情感脆弱可用丙戊酸钠缓释剂起始量500 mg/早 治疗,老人剂量酌减;精神分裂症的情感脆弱可用利培酮起始量 1 mg/早 治疗;躁狂症的情感脆弱可用碳酸锂缓释片起始量300 mg/早,300 mg/晚,或丙戊酸钠缓释片起始量 500 mg/早 治疗;抑郁症的情感脆弱可用帕罗西汀起始量 20 mg/早 治疗。

六、情感暴发

1. 概念:病人在遭遇心理应激后,其原始情绪暴发出来,表现哭、扯、拉、撕家人身上的衣服,推、抓、打、咬家人,当着人面前叫、唱、闹,持续几分钟到半小时缓解。情感暴发越激烈,持续时间越短,回忆越模糊;情感暴发越不激烈,持续时间越长,回忆越清晰。见于癔症的分离性障碍。

2. 机制:心理应激→皮质过度兴奋→保护性抑制→前意识的超我抑制功能减退→私我愿望(安全感、被接纳感)不满的情绪大发泄。多数情况下皮质抑制较浅,事后基本能回忆。少数情况下皮质抑制较深,事后回忆模糊。病人说:"心里感觉是知道的,但不真切。事后也非不能回忆,只是一种似知非知的记忆。"这是记忆处于前意识浅层状态。情感暴发主要不是因为心理应激的刺激有多强,而是因为皮质的过度兴奋性和(或)皮质对兴奋的承受力较低所致,正因为病因出在内部,故情感暴发往往会反复发作。

3. 鉴别:情感暴发与病理性激情都是对不满的发泄,但情感暴发时意识多数清晰,虽有打骂行为,但以骂为主、打为辅,其攻击性不致命,并渐趋于平静,事后能回忆,至少不会完全遗忘;而病理性激情发作时意识范围缩窄,很少骂,以致命性攻击为主,以昏睡而结束,事后对后半段完全不能回忆。

4. 治疗:由于情感暴发较短暂,故当病人就诊时,情感暴发是作为病史来叙述,成为诊断癔症分离性障碍的依据。如果就诊时正在情感暴发,可用电针治疗。如果为了预防下一次情感暴发,可选择丙戊酸钠缓释片起始量 500 mg/早、帕罗西汀起始量 20 mg/早、氯硝西泮起始量 0.5 mg/早,0.5 mg/晚 治疗。

七、易激惹

1. 概念:易激惹是一遇不快,就生气、愤怒,甚至大发雷霆。故易激惹的核心是发脾气,轻的是心里生闷气,未发泄出来;重的是发脾气时手、脚并用,有冲动毁物行为。易激惹离平时性格越远,事后越易道歉,离平时性格越近,事后越不易道歉。病人可能在一个环境中(例如单位)受气,到另一个环境(例如家里)中发泄,这叫迁怒。例如,被领导骂时不敢回嘴,回家骂子女。

2. 机制:皮质过度警醒,导致对不愉快的刺激愤怒反应增强,引起易激惹。当听觉增强、焦虑、失眠、心绪不良、烦躁、躁狂时,皮质警醒性增加,易引起易激惹。丘脑有一感觉阀门,能限制感觉信号进入皮质,从而控制皮质的警醒度;当疲劳时,皮质抑制丘脑感觉阀门的能力减退,丘脑感觉阀门开大,感觉信号进入皮质增多,皮质过度警醒,引起易激惹。下午和傍晚时皮质倾向疲劳,易引起易激惹。

增加去甲肾上腺素能药物(如氟西汀、文拉法辛、度洛西汀、米拉

普仑、瑞波西汀)和增加多巴胺能药物(如安非他酮、阿立哌唑、拉莫三
嗪、溴隐亭、普拉克索)提高皮质警醒度,当皮质过度警醒时,易引发易
激惹。阻断去甲肾上腺素 α_1 受体的药物(如氯丙嗪、氯氮平)、阻断多
巴胺 D_2 受体的药物(例如利培酮、氟哌啶醇)、阻断组胺 H_1 受体的药
物(如奥氮平)、增加 γ-氨基丁酸的药物(例如氯硝西泮,但不包括阿
普唑仑)降低皮质警醒性,倾向缓解或减轻易激惹。

3. 鉴别:躁狂和抑郁都可有易激惹,但躁狂是因不能满足欲望而
易激惹,例如,向家人要钱乱买东西,家人不给,就发脾气;抑郁是为了
摆脱控制而易激惹;例如,家人反复催他起床、读书、上学,催急了就发
脾气。所以躁狂是因为意志增强(想达到目的)而发脾气,而抑郁是因
为意志减退(不想动)被搔扰而发脾气。易激惹对疾病的诊断价值很
低,尽管躁狂常有易激惹,但易激惹不是诊断躁狂的直接证据。

4. 治疗:躁狂和抑郁的易激惹都可用碳酸锂缓释片起始量
300 mg/早,300 mg/晚,丙戊酸钠缓释片起始量 500 mg/早,或利培酮
起始量1 mg/早,或奥氮平起始量 5 mg/早 治疗。神经症和癫痫病人
的易激惹可用丙戊酸钠缓释片起始量 500 mg/早,氯硝西泮起始量 1 mg/
早,1 mg/晚 治疗。

八、情感迟钝

1. 概念:情感迟钝(情感平淡)是指体验高级情感的能力减退,高
级情感有"三感""一爱","三感"是责任感、道德感、羞耻感,"一爱"是
爱心。病人烧麦梗也不看着,也不担心失火,这是责任感减退;见老人
不让座,随地吐痰,这是道德感减退;在居民小区路边小便,也不担心
人看到,这是羞耻感减退;在家里开空调自己享受,也不顾及老人是否
嫌冷,这是爱心减退。情感迟钝是由自律变放纵、爱心变麻木,但不缺
乏嘻嘻哈哈。病人察觉不到这是异常的,故无自知力,也不着急。精
神分裂症早期的人格改变,由优秀生变成小混混;由绅士变成二流子,
就是情感迟钝所致。慢性脑器质性精神障碍的人格改变,变得不负责
任、自私、无羞耻感,也是情感迟钝所致。

2. 机制:自我主见是由感性和理性组成,其中的责任感、道德感、
羞耻感、爱心,都作为理性在后天成长中逐渐培养起来的。精神分裂

症病人的前额皮质背外侧部多巴胺释放减少,导致多巴胺 D_1 受体激动不足,之前培养起来的责任感、道德感、羞耻感、爱心逐渐丧失,引起情感迟钝。

3. 鉴别:情感迟钝是高级情感丧失,但主我主见中的感性部分尚存,故喜怒哀乐尚在;而情感淡漠病人自我主见中的感性部分也逐渐丧失,故喜怒哀乐基本丧失,除非惹急了,才会发怒。

4. 治疗:在精神分裂症,情感迟钝是前驱症状,有该症状的人被视为高危人群,应早期干预,以防出现阳性症状,起始量是利培酮 1 mg/早,或奥氮平 2.5 mg/晚。

九、情感淡漠

1. 概念和表现

(1) **概念**:情感淡漠是对精神刺激缺乏情感反应,病人不觉得这是异常的,故无自知力,也不为此而着急。表现"四不关心":不关心学习、不关心前途、不关心家人、不关心生活。精神分裂症病人不到末期,情感淡漠不会像死灰一样毫无反应,而是对眼前会关心,对既往不关心;或说话时关心一下,事后不关心(点燃即灭)。

(2) **点燃即灭**:情感淡漠的情感反应可以像一根火柴划亮一样,很快就熄灭了。一位精神分裂症病人高中未毕业,长期居家无所事事,医生问他将来打算,答:"考研究生",然后又安之若素。另一位疗养院的慢性精神分裂症病人,长期情感淡漠,他爸定期送烟给他抽,他从无表示,有一次他突然说:"爸,你也要注意身体啊!"他爸很意外,很感动。其实,这只是病人一过性情感反应,之后又回到情感淡漠状态。

(3) **表情冷漠**:情感淡漠会有表情冷漠,但表情冷漠未必就是情感淡漠,敌意、木僵、镇静状态也可表情冷漠。因此,仅凭表情冷漠来判定情感淡漠是靠不住的。要在病人表情冷漠的基础上,询问能激起他明显情感反应的问题,病人依然不在乎,才能确定是情感淡漠。

(4) **与其他情感反应并列**:情感淡漠既然缺乏情感反应,理论上就不应有其他情感反应,而实际上可与其他情感反应并列。例如,病人不关心学习,家长催他学习,他不理,催急了就发脾气(易激惹)。这是因为他对学习不在乎,你强迫他在乎,他当然要发脾气。精神分裂症病人不到末期,情感淡漠不会覆盖到所有领域,尽管已"四不关心",但还是关心自身的人身安全,一旦出现被害妄想,不由他不焦虑;一旦出现罪恶妄想,不由他不抑郁。

2. 机制:自我主见是由感性和理性组成的。精神分裂症病人的前额皮质背外侧部多巴胺释放减少,导致多巴胺 D_1 受体激动不足,先丧失理性,引起情感迟钝;后丧失感性,引起情感淡漠。情感反应点燃即灭,是中脑-皮质多巴胺通路的多巴胺释放一供即断所致。

除了精神分裂症以外,一氧化碳中毒、脑外伤、脑梗塞等疾病,只要损害了中脑-皮质多巴胺通路、损害了前额皮质背外侧部的 D_1 受体,都能引起情感淡漠,故情感淡漠对精神分裂症的诊断并无特异性价值。

3. 鉴别情感缺失(情感麻木):情感缺失是有情感反应,但病人体验不到,且察觉这是异常的,故有自知力,并为此而着急,经常说自己"情感淡漠"。例如,病人主诉"情感淡漠,心中没有爱的感受,对父母亲朋如此,对女朋友也是如此,没有性欲,真羡慕那些正常人"。这是情感缺失。忧郁自述情感淡漠,其实是情感缺失。相反,情感淡漠是对情感刺激缺乏情感反应,病人不察觉这是异常的,故无自知力,也不会为此而着急,不可能说自己是情感淡漠。情感淡漠与情感缺失的鉴别见表 7-2。

表 7-2　情感淡漠与情感缺失的鉴别

	情感淡漠	情感缺失
情感反应	无	有,但体验不到
自知力	无	有
为此着急	不	是
自称是情感淡漠	不会	会

4. 治疗:情感淡漠经常伴随阳性症状(如幻觉妄想),此时优先治疗阳性症状,起始量为氯丙嗪 50 mg/早,50 mg/晚;或奋乃静 4 mg/早,

4 mg/晚；或利培酮 1 mg/早；或奥氮平 5 mg/晚。当阳性症状消失，只剩下阴性症状时，才按阴性症状治疗，起始量为阿立哌唑 5 mg/早；或氨磺必利 100 mg/早，100 mg/中，或舒必利 100 mg/早，100 mg/中；在无阳性症状史，或近 5 年不曾有阳性症状的情感淡漠病人，在抗精神病药的保护下，可用金刚烷胺起始量 100 mg/早，100 mg/中 治疗，一旦诱发阳性症状，立即停用金刚烷胺。难治性精神分裂症用氯氮平治疗，也改善情感淡漠。

十、情感倒错

1. 概念：情感倒错是认知与情感体验不协调。例如，病人认为自家的饭里有毒药，目的是将她毒呆了，说着笑起来。又如，病人曾经外出流浪，在冬天冻倒在别人的屋檐下，被好心人救下。医生问及这段病史，病人微笑着叙述这段经历，毫无沉重感。情感倒错常见于精神分裂症。

2. 机制：情感倒错是情感淡漠的一种特例，就是对眼前的会谈尚关心，而对既往经历不关心，病人在叙述既往经历时，缺乏身临其境的情感反应，以第三者视角看待往事，把"被毒呆"当作笑料，把冻倒在屋檐下当作旧闻，与医生愉快分享。

3. 治疗：情感倒错虽为情感淡漠的特例，但仍按阳性症状治疗，起始量为氯丙嗪 50 mg/早，50 mg/晚；或奋乃静 4 mg/早，4 mg/晚；或利培酮 1 mg/早；或奥氮平 5 mg/晚。

十一、表情倒错

1. 概念：表情倒错是情感体验与面部表情不协调。例如，病人微笑着讲述她的种种担心："看见电视中的悲剧，怕自己也沦为悲剧角色；看见同事患癌症，怕自己也患癌症；看见门诊精神病人的行为紊乱，怕自己将来也发展成这样"。

2. 机制：正常人在叙述自己的情感性事件时，内心体验到相应情感，桥脑面神经运动核释放相应的表情包，出现相应的面部表情。表情倒错病人在叙述自己的情感性事件时，内心体验到相应情感，桥脑面神经元运动核释放错误的表情包，出现不适当的面部表情。

3. 鉴别情感倒错：正常人是思维-内心体验-面部表情一致；情感

倒错是思维-内心体验不一致;而表情倒错是内心体验-面部表情不一致。

4. 治疗:表情倒错多见于精神分裂症青春型,被视作阳性症状,按阳性症状治疗,起始量为氯丙嗪 50 mg/早,50 mg/晚;或奋乃静 4 mg/早,4 mg/晚;或利培酮 1 mg/早;或奥氮平 5 mg/晚。

十二、恐怖症

(一)概念

恐怖症是对周围某些事物或场合过度害怕,明知不必,但不能自制,病人试图逃离恐怖事物或场所,逃离后,害怕倾向缓解。

(二)分类

1. 场所恐怖:场所恐怖是指上次在特定场所受惊吓后,这次再进入该场所,就抑制不住地害怕,这是条件反射性害怕。见于:① 惊恐障碍:病人不敢出家门过远,以免惊恐发作时没人照顾和抢救;② 有晕倒史:病人上次在超市买东西,晕倒一次,以后就怕出门,怕在外面晕倒;③ 创伤后应激障碍:病人上次在某地受到惊吓,留下阴影,下次就不敢去该地,一接近该地就恐怖。场所恐怖也包括高处恐怖和幽闭恐怖。

(1)高处恐怖:病人一到高处(例如登上高层建筑)就害怕,害怕会掉下去摔死,这是高处恐怖;还有的病人一到高处,就害怕自己会控制不住地跳下去,这是强迫性意向。

(2)幽闭恐怖:病人对封闭的空间感到害怕,怕被憋死。例如,乘地铁时怕出不来;开汽车进了隧道怕出不来,一直要见到隧道出口的亮光才放心。

2. 疾病恐怖

(1)传染病恐怖:病人对某种传染病过度恐怖,即使离开恐怖源,仍在担心,常见有狂犬病恐怖和艾滋病恐怖。例如,看到狗在车轮上撒尿,害怕狗尿沾到自己身上,患狂犬病,去打狂犬病疫苗;狗叫几声,从身边跑过,害怕患狂犬病,去打狂犬病疫苗;蚊子咬的疱,怀疑是被狗咬的,去打狂犬病疫苗。

(2)癌症恐怖:看到"癌"字,就非常恐怖,每次医生只要提及"癌"

字,病人就恐慌,大声打断医生,不让医生再讲下去。

（3）污染恐怖:怕接触血液,怕血液会传染疾病;怕接触生化试剂,感到生化室里的生化试剂无处不在,桌椅上都被污染,从生化室里传过来的化验单,怕化验单上沾有试剂,怕得注意力不集中、分神。夫妻性生活嫌脏,导致3个月无夫妻性生活。

（4）死亡恐怖:听到与死亡有关的事情就害怕,包括听到120急救车的鸣笛就怕,看到人家死人、办丧事就怕。家人带她去看房子,该房子楼下有已故书法家林散之雕像,病人拉着家人就走,不看了。单位里有辆车曾压死过人,病人看到这辆车就怕,碰到这辆车就怕得脑袋要裂开。

3. 自然恐怖

（1）水恐怖:怕被水淹死。一位病人小时候曾被妈妈推到水里过,以后见水就怕,一年只洗一次澡。

（2）火恐怖:病人害怕火会烧伤自己。不敢去厨房,怕煤气炉上的火烧到自己,怕蒸饭锅的蒸汽会烫到自己。

（3）风恐怖:病人听到外面的风声,就怕得心率加快,自己也说不清为什么怕。

（4）电恐怖:病人不实际地害怕触电。以致怕碰电视遥控器,怕碰家人的手机,要家人放下手机,才能与他接触。

（5）黑暗恐怖:病人睡觉怕黑,总觉得黑暗中有不好的东西,故要开灯睡觉,一人不敢走夜路。

4. 动物恐怖:一种是害怕猫鼠兔类动物;另一种是害怕蚊子、跳跳虫这类小型动物,后者称昆虫恐怖。

5. 物体恐怖

（1）尖状物恐怖:病人看到尖状物就怕戳到自己,包括席子的角、门把手下的尖角、抽水马桶旁便纸盒的角、雨伞的伞尖。

（2）雕塑恐怖:看到石雕的罗汉脸就害怕,看到4～5米高的观音塑像就害怕,自己也不知为什么怕,离开就缓解,再去就再怕。

（三）机制

1. 恐怖的原因:恐怖症一部分能找到原因,之后形成了病理性条件反射。例如,小时候被水淹过,以后就怕水;还有一部分是莫名害怕,说不出原因,其实一定是有原因,只是沉入潜意识,病人感知不到了而已。

2. 安全感被威胁:私我愿望第二层是安全感,当病人感到安全感受威胁时,本想通过增加警醒度预防这一威胁,但过度增加警醒度却放大了这一威胁,导致不可自制的恐惧。当病人感到健康保证受威胁时,就出现疾病恐怖;当病人感到人身安全受威胁时,就出现场所恐怖、自然恐怖、动物恐怖、物体恐怖。

(四)治疗

氯硝西泮起始量 1 mg/早,1 mg/晚 联合帕罗西汀起始量 20 mg/早,治疗恐怖症有效。

十三、社交恐怖症

1. 概念:社交恐怖症(社交焦虑症)是恐怖症中的一种,因内容较多,故单独叙述。一般人在公共场合聚餐,与人说话,是不会感到紧张的,即使有领导在,言行会收敛一些,但也不至于如坐针毡;少部分人上台发言会禁不住紧张、脸红,但经过锻炼后,渐趋自然。社交恐怖症是在社交场合下过度害怕出丑,以致严重影响社交,导致社交回避。

2. 表现

(1)怕出丑的种类:① 怕操作出丑:别人看他操作(例如夹菜、倒酒、倒茶、写字)就手抖、动作笨拙、不自然,即操作性焦虑;② 怕被看出紧张(如脸红、说话不畅);③ 怕自身散发异味(如腋臭、粪味、尿味、月经味),后者是嗅幻觉-牵连综合征。

(2)注意狭窄:由于过度紧张,注意专注在控制自己不要出丑上,而对周围人在说些什么,都没注意听,也不知自己该说些什么。

(3)副交感神经兴奋:因为害羞而副交感神经兴奋,导致面部血管扩张、脸红,越怕别人看出脸红,就越是脸红,称赤颜恐怖;当脑血管扩张时,会引起偏头痛,甚至想吐;当手背血管扩张时,会引起手背瘙痒;当唾液腺分泌过盛时,就不停咽口水;当胃肠逆蠕动时,会恶心想吐。

(4)交感神经兴奋:上公厕人多就紧张,此时交感神经兴奋,去甲肾上腺素释放,激动膀胱内括约肌上的 α_1 受体,膀胱内括约肌收缩,小便解不出;激动肛门内括约肌上的 α_1 受体,肛门内括约肌收缩,大便解不出,只有等人很少时,大小便才能解出。当严重焦虑时,交感神经兴奋,易出汗,且全身发冷。

(5) 肌紧张:焦虑导致肌紧张,肌紧张导致频繁眨眼、脸部肌肉抽搐、说话结巴、双肩紧耸,甚至肩抽搐、身体僵硬、头抖、身子抖、手抖、腿抖。当呼吸肌紧张时,感到呼吸不畅;当上肢肌紧张时,举止不自然,动作笨拙;当下肢肌紧张时,走路缓慢,甚至走路姿势怪异。随意运动(例如,说话、写字)本在前意识深层完成,当过度紧张时,用意识专注这些运动,则肌肉协调性反而变差,说话、写字反而不自然。这正是社交恐怖症病人最怕被人察觉到的。

3. 机制:社交恐怖症病人过度害怕社交时出洋相,从而提高警醒度,以确保不出洋相。可是,过度警醒导致肌紧张和交感或副交感神经兴奋,反而使自己出了洋相。

4. 后果:

(1) 社交回避:因为社交恐怖,所以社交回避。因为不敢与老师、同学说话,所以不敢去学校;因为不敢与陌生人交流,所以不敢出门,不敢打电话、不敢接电话。

(2) 预期焦虑:就是等待性焦虑。一想到上学、出门与人打交道,心里就害怕。

(3) 牵连超价观念:别人一议论,就觉得是议论自己出丑的事,但内心知道,这是自己的疑心,并非事实。这不同于精神分裂症的关系妄想,后者认为这是事实。

(4) 压抑感和人格解体:在广泛性怕见人后,会产生一种压抑感,导致世界不真实感和情感麻木,而情感麻木又减轻了社交恐怖和压抑感。

(5) 帕金森病:有研究发现,社交恐怖症与帕金森病的发病危险性增加相关联,因为这两者的中枢多巴胺能都低下。

5. 鉴别帕金森病:社交恐怖症与帕金森病都有肌肉僵直、手抖,在紧张、被关注时加重,但社交恐怖症见人才走路困难,在家不会如此;而帕金森病见人和在家都走路困难。社交恐怖症用氯硝西泮、阿普唑仑和帕罗西汀效果好，用美多芭效果不好；而帕金森病对美多芭效果好，尽管用氯硝西泮、阿普唑仑和帕罗西汀也能改善帕金森病因紧张而加重的肌肉僵直、手抖，但不能代替美多芭的疗效。

6. 治疗：社交恐怖症多数无诱因，少数有过心理创伤。往往是在初高中时起病，从起病到首诊，平均病程是 10 年，原因是：① 认为不算病，只是自己胆小；② 没逼到非看病不可的地步；③ 不知去哪里看病。即使将信将疑去看一次病，如果无效，就放弃再看。所以医生的首次用药量不能太小，务求一次见效，使他相信，这确实是病，有药可治，他才愿意继续治下去。起始量是氯硝西泮1 mg/早，1 mg/晚；帕罗西汀20 mg/早。

在进入恐惧的社交场合前 30 分钟到 1 小时，临时服用氯硝西泮1 mg或阿普唑仑 0.4 mg，有应场之用，其中氯硝西泮 1 mg 比阿普唑仑0.4 mg的效力更强。

十四、病理性激情

1. 概念：癫痫所致精神障碍病人在受到挑衅后，皮质警醒进一步升高，进入超意识；皮质不能承受这种警醒，转入保护性抑制，进入后超意识，即折回前意识或潜意识状态，超我抑制，不能认知和控制私我的冲动行为，不满情绪暴发，引起攻击行为；伴有交感神经兴奋（如面色苍白、心跳加快），当皮质抑制蔓延到皮质下时，病人就感到疲劳或入睡，事后对攻击行为遗忘。经人告知，方有悔恨情绪。

2. 病例：28 岁男性，发作时有股气从胃往上顶，此时受不住气，然后打人，10 分钟后觉得，那不像我干的事，回忆有些模糊。有 3～4 次因打人被捆送医院的经历，事后无记忆。

3. 治疗：如果是急性期，可用氯硝西泮 1 mg 肌内注射；激情平息后，口服药起始量可用丙戊酸钠缓释片 500　mg/早；氯硝西泮1 mg/早，1 mg/晚。

十五、强制性哭笑

1. 概念：强制性哭笑是无任何精神刺激而大笑或大哭，内心无相应体验。例如，71 岁的混合性痴呆男性，吃饭期间有时哭，家属问之不答。医生问，答是莫名其妙地哭。

2. 机制：血管性痴呆导致皮质功能损害，对桥脑面神经运动核完全失控，即使无任何情感刺激，面神经运动核也自发性兴奋，操纵表情肌运动，表现大笑或大哭。准确地说，强制性哭笑是一种运动性障碍，不是情感障碍。类似于巴宾斯基症阳性，是上运动神经元管控失效，下运动神经元自发性兴奋所致。

3. 为何检出率低：强制性哭笑多见于中风和痴呆病人，中风常伴失语，痴呆常不能有效交流，所以问他们哭和笑的原因，常得不到有效回答，故会不了了之。所以强制性哭笑的检出率比实际发生率为低。

4. 治疗：开始是强制性大哭，随着病程的推移，之后是强制性大笑，最后是缓解。用舍曲林 50 mg/早 或氟西汀 20 mg/早 治疗强制性大哭，2～4 周见效，治疗强制性大笑则需更高的剂量。似乎提示，强制性大笑比强制性大哭更严重。但强制性大哭比强制性大笑对气氛的负面影响更大，让护理者不知所措。

十六、矛盾情感

1. 概念：同一人、同一时对同一事产生两种截然相反的情感，且不感到矛盾，不感到痛苦。例如病人说："过年不能回家感到难受。"问她想不想联系家人，又答："他们忙，不难受。"这是对过年不能回家在同一时间持两种截然相反的态度，且不感到矛盾。

2. 机制：矛盾情感是情感淡漠中点燃即灭的特例，前一句还表示有情感反应，后一句就无所谓了。情感反应的持续时间就像一根火柴划过的亮光一样短暂。矛盾情感的"同一时"是指同一时间段，包括前后两个的短暂瞬间。因为情感淡漠无自知力，而矛盾情感又是情感淡漠的一个特例，故也无自知力。所以病人不感到矛盾，既不感到矛盾，又何来痛苦？

3. 鉴别：如果病人对相互矛盾的情感已察觉有矛盾，则是犹豫不决，而不是矛盾情感。例如，病人对自己没参加考试，又急又不急，自感矛盾，不知该怎么办，这是犹豫不决。

4. 治疗：矛盾情感虽为情感淡漠的特例，但仍按阳性症状治疗，起始量为氯丙嗪 50 mg/早，50 mg/晚；或奋乃静 4 mg/早，4 mg/晚；或利培酮 1 mg/早；或奥氮平 5 mg/晚。

十七、病理性心境恶劣

1. 概念:病理性心境恶劣(Dysphoria)是发作性不满和找茬,有三个特征:

(1) 内源性:并无外因刺激,而是病人内源性癫痫发作,癫痫发作有忽发忽止的特征。教科书上说:病理性心境恶劣持续 1～2 天,我们见到的多为半小时,长的也有达半月之久的。

(2) 负能量:体内有一股不愉快的劲要发泄出来,因此心烦,看什么都不顺眼,于是开骂,通过破坏行为或身体用劲(例如,双臂将自身勒紧,频繁性交)进行发泄。

(3) 前驱症状:发作前可有皮质抑制症状,表现思睡、无力;皮质下兴奋症状,表现无主题话多;交感神经兴奋症状,表现头痛、脸和嘴唇发白。通常是下午到傍晚发作,故疲劳可能是诱因。

2. 病例:20 岁癫痫所致精神障碍男性,下午逛商场出来,头痛、脸和嘴唇发白,说一些没主题的话,几分钟到半小时后,说话声音就不平和了,见路人说话,就说人家傻 B;见路人遛狗,说人家傻 B。回家后听楼上动静太大,就骂:"抓住他,让他看看厉害"。爸爸做饭没按他的思路做,就说非逼着他发火才行,然后把外衣脱下,扔在地上,用食用豆油倒在外衣上,油淌了一地。说自己是家里的负担,因为家里迁就自己太多,自己才活成这个怂样,半小时后平息了,事后能回忆。平息后,自己去处理一片狼藉的地面。

3. 争议:教科书上说,病理性心境恶劣有情绪低沉,我们发现,不满是主要的,在不满过程中,夹杂着情绪低沉(例如,病人说自己是家里的负担)故情绪低沉是次要的;教科书上说,病理性心境恶劣有紧张和无故恐惧,我们先后见到 4 例病人,无一例有紧张和无故恐惧的,或许当无故恐惧时,我们归入妄想心境,未能归入病理性心境恶劣;教科书上说,病理性心境恶劣事后能回忆,我们发现,多数能回忆(发作持续半小时的能回忆),少数回忆不全(发作持续 15 天的回忆不全)。

4. 机制:病理性心境恶劣是边缘系统的癫痫性放电所致,当放电波及杏仁核时,引起不满和愤怒;当放电波及纹状体时,引起肌张力增强,病人倾向要用劲,要发泄;当放电波及下丘脑外侧部时,交感神经兴奋,引起头痛、脸和嘴唇发白。当放电范围较局限,抑制周围皮质不明显时,事后能回忆;当放电范围较广,抑制周围皮质明显时,事后回忆不全。

5. 治疗:病理性心境恶劣的性质是癫痫,故要用丙戊酸钠缓释片治疗,起始量 500 mg/早。

情感障碍归为 5 组:① γ-氨基丁酸不足:导致皮质过度警醒,引起焦虑、恐怖症和易激惹。② 脑能量代谢增强或不足:分别引起情感高涨和情感低落。③ 情感反应减退:分别引起情感迟钝、情感淡漠、情感倒错和矛盾情感。④ 癫痫性放电分别引起病理性激情、病理性心境恶劣。⑤ 运动皮质不能控制面神经运动核:对面神经运动核控制减弱,引起情感脆弱(情感失禁);对面神经运动核失去控制,引起强制性哭笑;对面神经运动核的表情包用错,引起表情倒错。情感暴发和欣快未有所归。

第八章 意志和意向

意志是克服困难的心理过程,意向是与本能有关的活动。

一、意志增强

1. 概念:意志增强是克服困难的心理过程增强。躁狂病人的私我愿望增强,精神动力随之增强,表现兴趣增加,什么都想做(例如要买一大堆书来看),什么都想要(买过多的奢侈品),脑力增强(学习效率高)、体力增强(过度锻炼,导致轻度横纹肌溶解症),警醒时间延长(例如不知疲倦,睡眠需要量缩短),急着做(一刻不能等,一等就心烦)。由于私我愿望多,所以实现每个愿望的时间就缩短,故病人尽管抓紧时间去做,但每件事都没做完,就去做下一件事情,导致做事虎头蛇尾。

2. 机制:躁狂时脑能量代谢增加,根据增加的幅度,平时在前意识的愿望可进入意识基层、意识上层和超意识。进入意识基层则持续想做、想买,但有自制力;进入意识上层则精力充沛地想做、想买,并有做和买的快感;进入超意识则非做不可,非买不可,不能自控。

3. 鉴别:意志增强与意志正常的鉴别见表8-1。

表8-1 意志正常与意志增强的鉴别

欲望	类别	意志正常	意志增强
生理欲望	挣钱、找工作	面对现实挣钱、找工作	不现实地想挣大钱、干大事
安全欲望	人身安全	适当评价当前威胁、反应适度	过度评价当前威胁而主动攻击,别人说话时动作幅度大一些,就以为是要攻击他,从而主动攻击
	健康保障	珍惜自己身体	倾向物质滥用,想喝酒,想吸毒。想做危险的事情,男病人想让自己的皮肤像女孩,就想割掉自己的睾丸;家人不给钱买枪,就要撞车或跳桥

续　表

欲望	类别	意志正常	意志增强
安全欲望	工作保障	珍惜有保障的工作，不会轻易辞职	轻易辞去有保障的工作，不切实际地要下海挣大钱
	避免处罚	有克制力，讲道理，对法律、法规有识别能力	一言不合，就把人家头打破；讲歪理，偷厂里东西出去卖，被门卫查出，就说大家的东西大家拿；没票企图乘飞机，想装疯混过检票口，结果被送至精神病院
社交欲望		社交有节度	社交无度：不断给熟人打电话，打到别人把他拉黑为止
被尊重欲望（社会地位、受重视）		靠实际工作能力和尊重他人来获得尊重	炫耀自己的知识、福利、手艺、品德，以期获得他人的尊重。吸名牌烟，穿名牌服装。摆老板派头；男的剃光头，女的染头发，来获得别人的关注
自我实现欲望（发挥潜能、实现理想）		冷静地知道自己能干什么，并有计划、有步骤地实施	什么都想干，每件事情都做得虎头蛇尾

4. 治疗：碳酸锂缓释片起始量 300 mg/早，300 mg/晚，丙戊酸钠缓释片起始量 500 mg/早，或利培酮起始量 1 mg/早，或奥氮平起始量 5 mg/晚。

5. 超价观念伴随的意志增强：偏执性精神病的被害妄想和偏执性人格的被害超价观念，为满足私我的安全愿望，反复申诉或告状，属于意志增强；疑病症病人为保障自身健康，因一些轻微症状就反复看病、反复检查，属于意志增强。这些意志增强只限于满足某一方面的私我欲望。不像躁狂，要同时满足各方面的私我欲望。偏执性精神病和偏执性人格的意志增强，用利培酮起始量 1 mg/早，或奥氮平起始量 5 mg/晚 治疗；疑病症的意志增强用氟伏沙明起始量 50 mg/早，50 mg/晚；氯硝西泮起始量 1 mg/早，1 mg/晚 治疗。

二、意志减退

1. 概念：意志减退是克服困难的心理过程减退。病人不缺乏私我愿望，但没兴趣、没精力或没体力去实现这些欲望，没兴趣就抵触去做（例如作业会做，一拿起笔就心里抵触不想做）；没精力或没体力就不做(例如不做功课、不上学)、少做(例如,上午不上学,下午上学;一周只能坚持上学 3～4 天),拖延去做(例如,拖到最后才开始做功课),警醒持续时间缩短(例如,疲倦思睡)。

2. 机制:抑郁时脑能量代谢不足,导致兴趣、精力和体力减退,警醒持续时间缩短,做事力不从心。

3. 鉴别:意志减退与意志正常的鉴别见表 8-2。

表 8-2 意志正常与意志减退的鉴别

欲望	类别	意志正常	意志减退
生理欲望	挣钱、找工作	想努力,并打起精神去做	想努力,但打不起精神去做
安全欲望	人身安全	适当评价当前的威胁,反应适度	过度评价当前威胁,引起害怕和回避,例如,怕老师的样子凶,以致不敢进教室
	健康保障	每日三餐规律,作息时间规律;有病及时就医	每日饮食次数减少,倾向抽烟、喝酒,晚睡晚起,有病尽量拖着不看
	工作保障	上班不觉得吃力,一般不会辞职	上班难熬,很想辞职回家
社交欲望		不回避社交,能轻松社交	回避社交,社交时感到紧张
被尊重欲望 (社会地位、受重视)		轻松出门,在乎别人的评价,能承受住一般的精神打击	出门前强打精神,过度在乎别人的评价,承受不住一般的精神打击
自我实现欲望 (发挥潜能、实现理想)		有心有力	有心无力

4. 治疗:针对单相抑郁病人的累,可用氟西汀起始量 20 mg/早,或文拉法辛缓释剂起始量 75 mg/早;针对双相抑郁病人的累,可用拉莫三嗪起始量 25 mg/早,或鲁拉西酮 20 mg/晚饭后即服。

三、意志缺乏

1. 概念:意志缺乏是克服困难的心理过程缺乏。病人因缺乏做事的动机,故不想去做,且不感到异常,不为此而着急。意志缺乏常与思维贫乏、情感淡漠一并归为精神分裂症阴性症状。

2. 机制：正常人有"私我"愿望，有愿望就在乎，有在乎就有自我约束，有自我约束就强迫自己去克服心理困难。相反，意志缺乏是缺乏"私我"愿望，无愿望就不在乎，不在乎就无需自我约束，不自我约束就无需克服心理困难。

3. 鉴别

（1）意志缺乏与意志正常的鉴别：见表 8-3。

表 8-3　意志正常与意志缺乏的鉴别

欲望	类别	意志正常	意志缺乏
生理欲望	挣钱、找工作	在乎	不在乎
安全欲望	健康保障	饮食有节制，不吃脏东西，随冷暖而及时增减衣服，作息时间规律；有病及时就诊	饮食不节，吃脏东西，不能随冷暖而及时增减衣服，作息时间无规律，有病拖着不看
	工作保障	按时上下班，不敢在无退路的情况下轻易辞职	迟到早退，敢在无退路的情况下轻易辞职
	不受处罚	工作有责任心，怕出事故；不敢违反单位制度，怕被处罚	工作无责任心，不怕出事故；敢违反单位制度，不怕被处罚
社交欲望		有交流欲，言语有温度，在乎别人对自己的看法	无交流欲，言语无温度，不在乎别人对自己的看法
被尊重欲望（社会地位、受重视）		经常换衣、洗澡，定期理发、剃须，在乎别人的评价，对不上学、不考试、不上班感到羞耻	长期不换衣；不洗澡、不理发、不剃须，不在乎别人的评价，对不上学、不考试、不上班不感到羞耻
自我实现欲望（发挥潜能、实现理想）		有努力目标，关心自己前途。为自己的前途或目标而奔忙	无努力目标，不关心自己前途。安于现状，站着发呆，坐着无所事事，或睁眼在床上躺着，什么也不想

（2）意志缺乏与意志减退的鉴别：意志缺乏是根本没愿望，就是有精力和体力，也不去做。既然没愿望，所以不做也自觉很正常，故无自知力；由于无愿望与无行为一致，故不着急；意志缺乏不是抑郁造成

的,故无晨重夕轻节律。意志减退是有愿望,只因没精力、没体力、没兴趣,所以才不做。因有愿望而做不到,故自觉不正常,有自知力。由于有愿望与无行为不一致,故着急。意志减退常是抑郁引起,故可有晨重夕轻节律。

(3) 意志缺乏与道家无为学说的鉴别:道家无为学说是为了追求健康长寿,强调保障基本生理欲望(圣人为腹不为目),不赞成为挣钱而过度付出(金玉满堂,莫之能守);不在乎社交(鸡犬之声相闻,老死不相往来);不在乎受尊重(不尚贤),不赞成自我实现(无为则无不为),吃好、歇好、少付出、不为财物、社交、名声、成就所累,只为了健康长寿。而意志缺乏是没有任何追求,故无需做任何努力。

4. 意志减退与意志缺乏不是由轻到重的连续谱:尽管意志减退是克服困难心理过程"量"的减少,而意志缺乏是克服困难心理过程"质"的缺乏。但是不能因此推断:"意志减退发展到一定程度,就变成了意志缺乏。"当意志减退发展到最严重时,是抑郁性木僵,这仍是意志减退,不是意志缺乏;同样,紧张性木僵也是想动动不了,力不从心,是意志减退,不是意志缺乏。而精神分裂症早期放弃学习而不着急,这是意志缺乏。所以,发呆的严重度不是鉴别意志减退和意志缺乏的指标。

5. 治疗:意志缺乏可试用阿立哌唑起始量 5 mg/早,或氨磺必利起始量 100 mg/早,100 mg/中;如果从无阳性症状,或由于抗精神病药的有效治疗,近 5 年不曾有阳性症状,在抗精神病药的保驾下,可试用金刚烷胺起始量100 mg/早,100 mg/中。

四、意向倒错

意向是指与本能有关的活动,包括食欲和性欲。而教科书的意向倒错举例是病人吃粪便、喝尿、喝痰盂里的脏水,指的是食欲倒错,即病人吃正常人不能吃的东西。如果是说不出理由地想吃,心里虽有抵触,但仍控制不住地吃,称原发性意向倒错,例如,紧张性兴奋病人到垃圾堆里找东西吃。如果是因幻觉妄想、逻辑倒错性思维支配病人吃不能吃的东西,称继发性意向倒错。例如,26 岁男性吃大便,理由有三,一是把坏东西吃掉,好的留给别人;二是酸甜苦辣都要尝尝;三是平时吃菜,有些没消化的从大便里排出来,通过吃大便,可以再次消化。

五、矛盾意向

1. 概念:矛盾意向是紧张症病人每次动作做到一半,就终止了,并退回原位。例如,走路迈出半步,又缩回;再迈半步,再缩回。

2. 机制:紧张症病人的大脑保护性抑制,病人无力完成一个完整动作,只能完成动作的一半,就退回原位。就像是正常人举重,想举起刚超出他能力的重量,只能举到一半,就举不上去,不得不放下;过一会不死心,再次试举,结果又举到一半,举不上去,又放下了。紧张症病人的力气严重不足,做一个正常人看起来很轻松的动作,做到一半就耗尽力气,不得不放弃。例如,病人伸手与别人握手,别人自然也伸出手,病人的手又缩回去;别人想,你既然改变主意,我也不勉强,把手缩回来。可是病人又一次伸出手,别人再伸出手,病人又缩回手,在别人看来,病人的行为是自相矛盾。而病人是想握手的,只是动作完成了一半,就没力气完成下去,不得不放弃,相当于"半拉子"动作。轻一些的紧张症病人,本来一个动作是能完成的,但由于外界的嘈杂声加重了脑保护性抑制,动作完成到一半就停下来。例如,病人在馆子里吃饭,伸筷子去夹菜,邻桌的食客一喧哗(病人知道并非针对她),便停下筷子不夹了,这是被吵的没力气夹了。再轻一些的是一套动作能完成第一组动作,但完成不了第二组动作。例如,病人吃饭时能咀嚼,但不能吞咽,故饭包在嘴里。

3. 比违拗:紧张症病人的大脑保护性抑制,以被动性违拗的抑制为最重,病人连运动的力量都没有,对医生的指令无力做出任何反应,医生认为,病人对医生的指令一概拒绝。其实病人是有心无力;以矛盾意向的抑制为次重,病人至少还能做半个动作;以主动性违拗的抑制再次重,要等一段时间蓄积力量,才能完成一个动作,例如,病人原来嘴是半张着的。医生让他"闭嘴",病人反应得很慢,医生以为他没反应,于是又让他"张嘴",这时病人才执行"闭嘴"指令,所以看上去,病人的闭嘴是与让他张嘴的指令相反。

4. 治疗:矛盾意向与被动性违拗和主动性违拗同属紧张症。治疗方法是氯硝西泮起始量 1 mg/早,1 mg/晚;或金刚烷胺起始量 100 mg/早,100 mg/中,100 mg/晚 6 点;或美金刚起始量 5 mg/早。

附:意志果断性减退

1. 概念:意志果断性减退又称犹豫不决。是脑海里同时出现两个相反的念头,相互排斥,病人有自知力,并感到痛苦。

2. 种类:① 做与不做的选择困难(例如,是洗澡呢? 还是不洗澡呢);② 做的顺序选择困难(例如,是先洗衣服? 还是先洗澡);③ 做哪种选择困难(例如,出门是带水? 还是买水);④ 做的量选择困难(例如,在超市里买鸡翅,说多了,少买点;店员拿下去一些,又说要不多买点)。

3. 机制:自我主见中的感性与理性互不买账,感性欲望说要做什么,理性说出不利因素,双方僵持不下。例如,是洗澡呢还是不洗澡呢? 洗又嫌累,不洗又嫌脏;病人既想满足欲望,又不想承担相应的付出,可欲望和付出又捆在一起,难以取舍。这是意识基层能量不足,导致自我主见不果断所致。

4. 治疗:可选择安非他酮起始量 150 mg/早,或氟西汀起始量 20 mg/早,以提高意识基层能量,增加自我主见果断性。

第九章 行　为

行为是有动机、有目的的行动。行为障碍分为精神运动性兴奋、精神运动性抑制和其他行为障碍三部分。

第一节　精神运动性兴奋

精神运动性兴奋包括躁狂性兴奋、青春性兴奋、紧张性兴奋和器质性兴奋四种。

一、躁狂性兴奋

躁狂性兴奋是指躁狂的"三高":思维奔逸、情感高涨、意志增强。例如,躁狂发作时,说话声音像发怒一样咆哮,极度虚荣,故意说一些显示自己优越感的话,在网上乱加好友、乱购物。睡眠需要量减少,浑身是劲。躁狂性兴奋是脑能量代谢增加所致。治疗起始量为碳酸锂缓释片 300 mg/早,300 mg/晚,丙戊酸钠缓释片 500 mg/早;或联合利培酮1 mg/早,或联合奥氮平 5 mg/晚。

二、青春性兴奋

青春性兴奋是因为大脑皮质功能抑制,导致思维破裂、逻辑倒错性思维、情感倒错、冲动行为;因为皮质下兴奋,导致表情倒错、意向倒错、原始的作态、色情行为和幼稚行为。治疗起始量为利培酮1 mg/早,或奥氮平 5 mg/晚。

三、紧张性兴奋

紧张性兴奋是在紧张性木僵背景下,突然短暂性冲动攻击,随后缓解或回到木僵状态。紧张性木僵是皮质和皮质下纹状体均发生保护性抑制,当纹状体抑制解除,而皮质抑制尚未解除时,出现杂乱无序的运动性兴奋,表现乱吃(捡擦大便的纸吃)、乱动(奔跑、咬枕头)、乱语(乱喊,听不懂,答非所问)。根据其只有原始性叫喊和行为缺乏目的性,故皮质抑制达前意识深层状态。紧张性木僵是见人就紧张,但由于不动,一般人不易察觉其害怕;紧张性兴奋由于运动兴奋,见人就紧张,一般人易察觉其害怕(例如,病人见人就抖,偶喊"救救我")。运动性兴奋的状态不稳定,持续时间短(几天~几周),在皮质下抑制解除后,要么进一步解除皮质抑制,紧张性兴奋缓解,回到正常状态;或者皮质下重新被抑制,回到紧张性木僵状态。治疗起始量为氯硝西泮1 mg/早,1 mg/晚;奥氮平 5 mg/晚。

四、器质性兴奋

具备下列三个要素即可诊断器质性兴奋:① 脑器质性症状(例如意识障碍或痴呆);② 兴奋症状(例如夜间不睡,自语不停,搬弄收藏品);③ 检查发现脑器质性损害的证据(例如 CT 显示多发性脑梗塞)。机制是脑器质性损害导致夜间意识障碍加重,痴呆的夜眠减少,故夜间自语、忙碌。治疗可用奥氮平起始量 2.5 mg/晚。

第二节　精神运动性抑制

精神运动性抑制包括紧张性木僵、心因性木僵、抑郁性木僵和器质性木僵四种。

一、紧张性木僵

(一)木僵

"紧张"就是一遇事,甚至不遇事,就紧张地说不出话,挪不动步。"木僵"就是不语、不动、不吃。紧张性木僵可伴有轻度意识不清晰。

1. 不语:从言语运动中枢到发音器官无器质性损害,但说不出话,称缄默症,紧张性木僵的不语就是缄默症。

(1)主观感受:病人说话时觉得有种堵塞感,说不出来。说多了、动多了就会引起堵塞感,说明言语运动功能易疲劳。

(2)客观表现:病人不说话,你跟他说话,他不理,问急了就会写字回答,用手比划。病人宁可手写或用手比划,也不愿说,说明言语运动比手写运动或肢体运动先受抑制。内科病人临终前,说不出话来,只能用动作表示,也说明这一点。

(3)其他情况:缄默症除了见于紧张性木僵外,也见于敌意、不依从。如果是敌意,则是选择性缄默症,例如,一位精神分裂症男性在家不与父母说话,到医院不与医生说话,可在家却与小外甥玩得有说有笑。

2. 不动

(1)主观感受:由于肌张力增高,导致身体紧绷、僵住,像石化了一样,所以运动困难。一运动就体力透支,故回避运动。

(2)客观表现:① 说话声音低:因言语运动困难,故没劲大声说话。② 肢体运动少:肢体运动困难,走不动路,生活自理能力下降;在原地可站一宿或坐一宿,以致腿肿。③ 做事慢运动困难导致做事缓慢,穿衣需穿几小时,吃饭需吃一下午,泡脚需泡2小时。④ 食物包在嘴里不咽:抑制吞咽运动重于抑制咀嚼运动,故吃东西能咀嚼,但不能吞咽。

(3)严重程度:抑制运动的先后顺序是不语、不动、不吃。病人说:"先有少语(想说说不出)1~2个月,继之少动1~2年,再后少吃1个月,最后发展成不吃。"言语运动最高级,发育最晚,故最先被抑制;肢体运动发育较早,故之后被抑制;吞咽运动与生俱来,故最后被抑制。这可解释:有的病人成天不说话,但能在病房里走来走去,生活自理没问题。而病人如果吃饭吞咽困难,但说话流畅、走路不费力,又不是抗精神病药的副反应,则要考虑是否是装病。

3. 轻度意识不清晰:教科书上讲,紧张性木僵的意识清晰,这是基于"病人事后能回忆"做出的判断。实际上,在木僵缓解后,病人说话比常人少得多(即缓解不全),医生很难追问木僵的细节每一个,问一两句,见病人大致能回忆,便得出意识清晰的判断。如果木僵恢复充分,医生询问仔细,就能问出意识障碍的蛛丝马迹,看下面三例。

例 1 病人说,1年前,有天走在路上,突然就感到有恍惚感,并带来距离感,然后干什么都慢了。氯硝西泮治疗后,恍惚感带来的距离感消失了。

例 2 病人说,木僵时感觉周边的物体有虚幻感,氯硝西泮和金刚烷胺治疗后,不那么虚幻了,对木僵高峰期那2~3天的事,没记住,有些糊涂。

例3 一位少女,因木僵不吃东西2~3天,家人担心她会饿死,让小姨带去省城看病,乘出租车去高铁站,病人在路上像在做梦,把出租车司机看成是小姨的对象,其实她知道小姨对象的长相,但当时想不起来。到了省城高铁站后,觉得自己能吃了,吃了不少,以为是在做梦,咬一口,是真实的。先到省城的大姨家住下来,大姨家住6楼,病人上6楼走不动,因此每上一层楼都想推门进去歇歇,也不想进去的后果。看完病,去省城高铁站楼上吃完饭,下楼走了一圈,感觉找到真实感了,好了。

所以,紧张性木僵是处于前意识浅层状态。

(二)亚木僵

木僵不常见,相对常见的是"紧张性亚木僵",即少语、少动、少吃。亚木僵不典型,故易被漏诊。

1. 少语:在少语期间,可能吐词不清。跟他说话,他要再问一遍,想一会再回答,说明找词有困难。

2. 少动:病人做一个动作非常困难,即使持续努力,这个动作还是半途而废。例如,面条挑起来,停顿6~7分钟,头一次次低下,可面条还是吃不到嘴,这一次次半途而废,又一次次努力去做,称矛盾意向。

3. 少吃:由于运动困难,即使想吃,也吃得很慢,故每天吃得很少。

(三)病种

在幻觉妄想基础上,因为紧张恐惧而引起紧张性木僵,称精神分裂症紧张型。剥去紧张性木僵症状,就是精神分裂症偏执型;抑郁症也可因紧张恐惧而引起紧张性木僵。在紧张性木僵期间,由于交流困难,查不出幻觉妄想,只能针对紧张性木僵处理。例如,氯硝西泮起始量 1 mg/早,1 mg/晚;金刚烷胺起始量 100 mg/早,100 mg/中。此时用抗精神病药(例如,利培酮起始量 1 mg/早,或奥氮平起始量 5 mg/晚)有一定盲目性,因为你不知道有没有幻觉妄想;用了抗精神病药,也不知道对幻觉妄想有效没效因为病人不说话。没法有效交流;抗精神病药能否通过缓解幻觉妄想而改善木僵,也是随机的,事前并无把握。

（四）恶化因素

1. 嘈杂：紧张性木僵病人对嘈杂声反应过强，正常的音量（例如花园里鸟叫声）也作为超大音量而感到不适（听力增强），从而加重不语、不动、不吃。因为病人怕吵，所以跟病人交流时，用耳语说话反易得到回答。

2. 人多：病人在意人多嘈杂，害怕别人看法，故人多就木僵加重。病人白天在起居室里，因人多而不肯吃饭，到夜深人静时反而能自己吃饭。

（五）肌张力增强相关症状

1. 装相：眼轮匝肌痉挛，就频繁眨眼；上直肌痉挛，就眼球上翻；面肌局部痉挛，就做怪相。

2. 古怪动作：由于肢体肌肉的紧张度不一致，故会身不由己地做一些怪动作。

3. 胸闷：紧张性亚木僵的肋间肌张力增加，抑制胸廓扩张，导致吸气困难，有时不得不张口吸气。

4. 肌张力增强：病人进入门诊诊室，就呆站着，叫他坐也不坐，问他话也不答。这时应查上肢肌张力，肌张力增强可至搬不动的程度。

5. 蜡样屈曲和空气枕头：蜡样屈曲是医生将病人的肢体摆成一个不适的位置，病人无力反抗，且维持该位置达很长时间。原因有三：一是运动抑制，无力改变不适的姿势；二是肌张力增高，用以自动维持不适的姿势；三是病人害怕到了无自我主见（像丢了魂一样）的地步，无论别人怎样搬动，他都被动服从。空气枕头是病人卧床，头枕在枕头上，医生将病人的枕头抽去，病人的头仍悬在枕枕头的位置上，达很长时间。空气枕头是蜡样屈曲的一个特例。

6. 被动性违拗：就是病人对别人的要求，一律置之不理。机制是肌张力增高阻止他做任何应答。

（六）皮质抑制相关症状

1. 主动性违拗

（1）概念：病人做出的动作与别人叫他做的恰好相反。例如，叫他不能喝冷水，他偏要喝，要是不提醒，他还不喝。让他把电视声音开小一些,他反而开得更大。

(2) 机制:一种是紧张症病人不想动不想说,反感别人叫他做什么,又无力吵架,于是别人叫他做什么,他就反着来;深层机制是:紧张症的意识进入前意识层,意识层面的自我主见被抑制,没了自我主见,潜意识的直觉主见苏醒,加上反感,直觉主见对别人所有的指令一律做出相反的应答,这是被暗示性增强的反向表现。第二种是别人给他第一个指令,他还没来得及执行,又给他第二个相反的指令,他才执行第一个指令。这第一个指令恰好与第二个指令相反。

2. 被动服从

(1) 概念:在没有被胁迫利诱的背景下,别人叫病人做什么,病人就做什么,哪怕是做极不愉快的事情,也照做。亚木僵病人说:"我不知道吃饭,同学陪着我,提醒我吃饭,我就吃一口,因没胃口,所以胃胀得很大! 平时不知该做什么,我老公拖地,让我抬脚,我就抬起来,地拖好了,我没意识立即放下脚去,等我老公让我放下去,我才放下去。"

(2) 机制:当紧张症时,意识进入前意识层,意识层面的自我主见被抑制,没了自我主见,潜意识的直觉主见苏醒,对外界的暗示反应增强,你说什么,病人就无条件服从。

3. 刻板动作

(1) 概念:刻板动作是无目的的、反复做同一动作。例如,医生让病人伸舌,病人伸了,医生让病人不必再伸舌了,病人依然是以固定的节律伸舌。如果病人反复做同一动作是有目的性的,则不是刻板动作。例如,病人说:"睡前踱步,是在找感觉,找到没有虚幻感时,才算好了"。这不是刻板动作。

(2) 机制:紧张症时额叶皮质-纹状体去甲肾上腺素(NE)通路功能亢进,抑制纹状体多巴胺(DA)能,引起木僵,纹状体 DA 抑制导致谷氨酸脱抑制性释放,通过兴奋性中毒引起纹状体轻微损伤。NE 通路因长期功能亢进而导致衰竭,纹状体 DA 能脱抑制性兴奋,在轻微损伤的纹状体中引起刻板动作和刻板言语。抗精神病药阻断 DA 能,治疗刻板动作和刻板言语应有效,溴隐亭拟 DA 能,应恶化刻板动作和刻板言语。

（3）鉴别刻板行为：刻板行为是指无目的地、不变地、以固定频率地反复做同一简单的行为，比刻板动作复杂一些。例如，一位60多岁的慢性精神分裂症男性，每年要给他并不认识的异地医生写一封信，内容是"我买了医生的什么书、什么教学光碟，还想念你，我现在正在服什么药物，此致敬礼。"信里并没有提出任何要求，尽管得不到回复，但每年照写不误。躁狂也可有刻板行为，例如，抄些没用的东西；整理分类家里的衣服，能忙一天；或整理自己的照像集，也能忙上半天。刻板行为也是纹状体DA能升高的结果。

（4）鉴别强迫行为：强迫行为是有目的的，能说出理由的，有自知力的行为，可能会躲着人做；而刻板动作是无目的的，说不出理由的，无自知力的行为，不会躲着人做。

4. 模仿动作：病人无目的地模仿他人的动作，见于突然受惊吓或精神分裂症紧张型，这两者都是心理紧张，皮质因过度兴奋而保护性抑制，意识的主我主见抑制，潜意识的直觉主见苏醒，此时易接受有安全感的人动作暗示，他们怎么做，自己就怎么做，以获得安全感。例如，见人拍手，他也拍手。

（七）其他症状

1. 尿失禁：可能是内感受性减退，每次尿到尿道口了，才感觉尿意，已来不及控制排尿了，导致部分尿裤。木僵期间的尿失禁也要考虑到是利培酮、碳酸锂治疗的副作用所致。

2. 尿潴留：因为肢体运动困难，不能如厕，导致尿潴留。

3. 溢出性尿失禁：当膀胱过于胀满时，尿部分溢出，溢出后，尿潴留依然存在，这称溢出性尿失禁。

（八）治疗

1. 氯硝西泮：起始量1 mg/早，1 mg/晚，最终用到（1～2）mg，一日2次。如果无氯硝西泮，劳拉西泮和阿普唑仑也行。机制是通过增加γ-氨基丁酸能，缓解心理紧张和肌紧张。

2. 金刚烷胺：起始量100 mg/早，100 mg/中，最终可用到100 mg，一日3次。机制是通过增加多巴胺能，缓解肌紧张，但由于多巴胺能恶化幻觉妄想，故当前有幻觉妄想时，不能用金刚烷胺。

3. 美金刚:起始量5 mg/早,最终可用到10 mg,一日2次。

4. 住院治疗:木僵病人如在家不肯服药,只能住院强制服药。木僵病人如在家不肯吃饭,只有住院鼻饲营养。无抽搐电休克治疗紧张性木僵有效,能将紧张害怕瞬时清零。

5. 暗服药:如果在家不肯服药,又不能强制住院治疗,可选用德巴金口服液起始量15 ml/d,或利培酮口服液起始量1 ml/d暗服,先改善服药依从性再说。

二、心因性木僵

1. 概念:心因性木僵是急性应激后引起的意识障碍＋不语不动不吃＋面色苍白和心动过速状态。

2. 机制:在强烈心理应激后,皮质先过度兴奋,然后超限抑制,意识沉入潜意识,事后不能回忆;当皮质抑制蔓延到纹状体时,导致不语不动不吃;当抑制到纹状体,下丘脑外侧部的交感神经中枢脱抑制性兴奋,导致外周血管收缩→面色苍白,心脏窦房结兴奋→心动过速。

3. 治疗:医生可能无法解除病人强烈的心理应激因素(例如痛失爱子),但医生能用药抑制由此引起的强烈情感反应,只要情感反应不过分增强,就不会引起保护性抑制,心因性木僵就解除。治疗方案可用起始量:氯硝西泮1 mg/早,1 mg/晚,帕罗西汀20 mg/早,在此基础上,还可添加下述任一种药物:米氮平起始量15 mg/晚,喹硫平起始量25 mg/晚,奥氮平起始量5 mg/晚。

三、抑郁性木僵

1. 概念:抑郁性木僵就是情感低落＋不语不动不吃。阻滞性抑郁思维迟缓的极端形式是抑郁性假性痴呆;情感低落的极端形式是情感缺失;体力不足的极端形式是抑郁性木僵。

2. 检出:在抑郁性木僵或亚木僵期间,往往向家属能问出既往抑郁史,然后追问既往躁狂史,双相障碍家族史,这对重性抑郁症或双相障碍的诊断很有帮助。

3. 机制:抑郁性木僵的机制是脑能量代谢极度不足,导致情感低落＋不语不动不吃,即使勉强能动,动作也很迟缓。

4. 比较:抑郁通过精神运动性阻滞引起抑郁性木僵,通过伴发的紧张恐惧引起紧张性木僵。

5. 治疗：抑郁性木僵按阻滞性抑郁治疗，单相抑郁用氟西汀起始量 20 mg/早，或文拉法辛缓释剂起始量 75 mg/早；双相抑郁用鲁拉西酮起始量 20 mg/晚饭后即服，碳酸锂起始量 300 mg/早，300 mg/晚。无抽搐电休克对抑郁性木僵也很有效。

四、器质性木僵

1. 概念：器质性木僵是脑器质性障碍证据＋意识障碍＋不语不动不吃。例如，25 岁风湿病所致精神障碍女性，2 个月前走路时，突然向右歪倒，平卧时向后抽动，颈僵直，体温 37.7℃，咽炎，青霉素治疗后热退，不再歪倒和抽动。剩下不说话，卧床不起；清醒时认识人，糊涂时不认识人。

2. 机制：脑器质性损害导致前额叶和颞叶功能抑制，引起意识障碍；中央前回功能抑制，引起不语不动不吃。

第三节　其他行为障碍

一、作态、古怪动作、离奇行动

（一）作态

1. 概念：作态的说话好像是故意装出来的语音、语调，作态的动作只是比平时夸张的动作，例如表情挤眉弄眼，语调怪声怪气，走姿矫揉造作，见于精神分裂症青春型。

2. 机制：精神分裂症青春型病人的皮质功能抑制，进入前意识层面，超我抑制，私我的表现欲以夸张手法来引人关注。精神分裂症紧张型病人也可能说话语音沉闷，语调缺乏抑扬顿挫，这是喉头肌张力增高所致。

3. 治疗：精神分裂症青春型的作态可选用利培酮起始量 1 mg/早，奥氮平起始量 5 mg/晚；精神分裂症紧张型的作态可选用氯硝西泮起始量 1 mg/早，1 mg/晚。

（二）古怪动作

1. 概念：古怪动作是无法理解的动作。例如，紧张性木僵病人一只腿独立,两臂张开如鹤展翅,当时问之不答,归为古怪动作。

2. 机制:精神病人经过精神检查后,只要病人交流合作,所有动作都是可理解的。只有病人不肯回答,医生才对其动作暂时无法理解,归为古怪动作。故古怪动作是一过渡性术语。等病人合作,将古怪动作的理由解释清楚,医生将之归为具体症状,就不再是古怪动作。例如,上例紧张性木僵病人缓解后,解释说:"我当时感到,如果不独立展翅,我父母就会有灾难。"独立展翅归入释义性妄想,不再是古怪动作。

(三)离奇行动

1. 概念:离奇行动就是无法理解的行动。例如,病人进食时突然把饭兜头一浇,饭菜从脸上落下,问他为什么要这样做,他说不知道。这是离奇行动。

2. 机制:病人的行动必有他的动机,只要他合作,动机一定能问清楚。如上例,"把饭兜头一浇",医生问"这是你做的吧",他答"是","为什么这样做?""我也说不清楚,反正心里一急,就这么干了",这是冲动行为;或医生问"这是你做的吧?",他答"不是,这是别人控制我干的",这是被动体验。只要能归入具体症状,就不再是离奇动作,所以,离奇行为与古怪动作一样,都是过渡性术语。病人只要交流合作,精神检查透彻,就用不到"古怪动作"或"离奇行动"这样的术语。

3. 鉴别:动作是一系列有目的的运动,行动是一系列连贯的动作,所以行动比动作复杂一些。古怪与离奇是同义词,都是"不能理解"的意思。故"不能理解"的动作称古怪动作,"不能理解"的行动称离奇行动。

二、持续动作

1. 概念:你让病人做甲动作,病人照办了;再让病人做乙动作,病人还是做甲动作;让病人做丙动作,病人还是做甲动作,这就是持续动作。持续动作和持续言语本质一样,只是一个表现在动作上,一个表现在言语上。持续动作多见于痴呆和慢性精神分裂症。

2. 机制:由于痴呆和慢性精神分裂症的皮质功能薄弱,只能有效理解第一条指令,并正确照办;当接连给他第二条指令时,皮质已疲劳,出现保护性抑制,不能理解第二条指令,可病人又觉得不理睬对方的要求不好,于是将第一条指令重做一遍。

3. 休息一段时间后暂时缓解：当持续动作时，你再做任何指令，病人都按照第一次照办的动作应答。你离开病人一小时，回头再让病人做 A 新动作，病人照办了；再让病人做其他新动作，病人还是做 A 新动作。说明他的皮质功能薄弱到只能使用一次的水平。这比痴呆到对你的指令完全不理解要轻一些。

三、强制性行为

1. 概念：强制性行为是感到自己的行为不受自己控制，而是受异己的力量控制，是一种被动体验。这种异己力量如来自身体内部，则伴有着魔妄想。例如，病人把写字台里的物品往外摔，问她为什么摔，她说："不摔不行，是某某人摔的，不是我摔的？"又如，病人说："我说话，肚子里的人帮我改成其他的话；我写字，被他改成其他的字；我手里拿着东西，肚子里的人把我手一松，东西突然落地。"这个异己力量如来自身体外部，则伴有影响妄想，例如，病人服抗精神病药，引起手抖，她说这是同学在给她发信息。

2. 机制：如果潜意识浅层的直觉主见在操控行为，当事人还承认这是"我"的行为，只是不理解"我"怎么会这么做的。例如，当人格解体的精神自动症发作时，病人只看到自己的手在动，在写试卷，却不理解自己的手为什么要这样写，好像是别人的手在写一样，但终究还承认这是自己的行为，相反；强制性行为是看到自己的行为，但当事人明确否认这是自己的行为，既然不是自己的行为，那是谁操纵的行为？病人推断，一定是异己的力量在操纵，这是潜意识深层操控的行为。

3. 鉴别命令性幻听：命令性幻听是幻听让病人做什么，病人觉得不得不服从，然后有意识地去操作。而强制性行为是潜意识深层让病人感到是"异己"的力量，直接操纵病人的行为。

4. 鉴别冲动行为：正常人是在意识想清楚后，才去做一件事情，事后你问他为什么这样做，他当然能解释得清楚。冲动行为是不加思考的行动，是在前意识背景未经清楚地考虑过，所以你问他为什么这样做，他就解释不清楚。但冲动行为承认是自己干的，只是说不清楚为什么要这样干；而强制性行为则根本不承认是自己干的，而认为是别人借着自己的身体干的。

5. 治疗:强制性行为是潜意识深层操控的行为,增加多巴胺能会增加潜意识深层的驱动力,恶化强制性行为,抗精神病药阻断多巴胺D_2受体,削减潜意识深层的驱动力,改善强制性行为。具体可用利培酮起始量 1 mg/早,或奥氮平起始量 5 mg/晚 治疗。

四、强迫行为

病人脑中反复出现一种顾虑,明知不必,想摆脱,但摆脱不了,病人不情愿地反复做一些行为,以暂时缓解这种顾虑。例如,为打消财产受威胁的顾虑,进行强迫性检查和强迫性询问;为打消健康受威胁的顾虑,进行强迫性清洁行为;为打消不吉祥的顾虑,进行强迫性仪式动作、强迫性触摸、强迫性计数、强迫性对称/秩序、强迫性迟缓。

(一)强迫性检查

不确定感引起强迫性疑虑,强迫性疑虑促进强迫性检查,以增加确定感。例如,关门要响(加强听觉),关门后要拉门、踢门(加强深感觉),用固定的推拉次数来强化确定,怕离开后不确定,要记住关门时的每一个动作(例如插入钥匙、转动锁孔、钥匙放回口袋)。或用询问家人的方式来代替自己检查(例如反复问,"门关了吗?")。所以强迫性检查时,会通过加强感觉、强迫性仪式动作、强迫性识记、强迫性询问来加强确定感。

(二)强迫性询问

多数是因为强迫性疑虑导致反复向人询问(例如,担心水不是母亲倒的,要问一小时),还有部分是因强迫性穷思竭虑而反复询问(例如,公猫是黑的,为什么生出的小猫还是黑的),还有部分是为问而问,仿佛是一种发泄,对方不回答就着急。

(三)强迫性清洁行为

因怕脏而引起各种清洁行为,包括强迫性洗手、强迫性洗涤(如反复洗衣服)、神经质地回避他认为不干净的东西(例如,不碰宾馆的毛巾、牙刷、洗浴设施、坐便器,以致在宾馆里不刷牙、不洗澡)。

(四)强迫性仪式动作

病人受巫术思维的影响,做一套固定程序或默念几句话,认为这样可以避免不利后果。例如,起床穿衣服,要下床转两圈,否则就感到衣服没穿好,服药前要转四圈,否则就感到药物会失效。

(五)其他强迫行为

强迫性触摸、强迫性计数、强迫性对称/秩序、强迫性迟缓和强迫性囤积,都是不做就不安,为什么不安,病人自己也说不上来。反正做就是心安,不做就是心不安。强迫性仪式动作因动机模糊,说不清理由,说明动机在前意识深层。

1. 强迫性触摸:病人禁不住要摸东西,不摸就不安。例如,别人碰他一下,他必然要回碰别人一下;与人讲话,他也要与人碰一下。

2. 强迫性计数:强迫性无意义地数数字,不数就紧张。例如,强迫自己数电脑页面上的图标个数,数在电脑下面垫的几本书。

3. 强迫性对称/秩序:病人强调对称、整齐和秩序,否则就不安。例如,红笔的数量比黑笔少一支,就要再买一支红笔;睡觉枕头要放在正中间,穿袜子要穿得很整齐。

4. 强迫性迟缓:强迫性仪式动作的固定程序如果耗时较长,就成了强迫性迟缓。例如,吃饭需吃 4～5 个小时,大便需解 5～6 小时。强迫性迟缓是因为要完成固定程序而慢,做快了就不放心,故浪费很多时间;而抑郁是因精力不足或没兴趣做,故对要做的事情向后拖延,也浪费很多时间。

5. 强迫性囤积:又称强迫症贮藏。病人将没用的东西放在家里,不许扔,否则就着急,例如,吃完的西瓜皮不许家人仍,放在窗外凉台上,过几天臭了,家人扔了,他也不再计较。强迫性囤积特别难治。

(六)治疗

强迫行为可选用帕罗西汀起始量 20 mg/早,或联合氯硝西泮起始量 1 mg/早,1 mg/晚。

第十章 意 识

意识就是警醒而清晰的感知。意识障碍包括意识清晰度下降、意识范围缩窄和意识内容障碍三个部分。

第一节 意识清晰度下降

一、分类

意识清晰度下降由轻到重依次为嗜睡、混浊、昏睡和昏迷。

1. 嗜睡：病人思睡，推之能醒，醒之能言，应答准确，安静再睡。嗜睡是在潜意识层与意识层之间来回切换，但意识层的维持时间较短，刺激一消失就睡着了。

2. 混浊（clouding of consciousness，又译作意识模糊）：病人思睡，推之能醒，醒之难言，答不准确，安静再睡。混浊是在潜意识层与前意识浅层之间来回切换，此时已回不到意识层，故交流不畅。

3. 昏睡：病人思睡，推之不醒，压眶反射存在，又称轻度昏迷。昏睡是在潜意识层与前意识深层之间来回切换，因为上升不到前意识浅层，故无法交谈，只有前意识深层的痛觉反应。

4. 昏迷：病人思睡，推之不醒，压眶反射消失。如能引出病理反射，称中度昏迷；如病理反射也消失，称重度昏迷。

在神经科和内科，这种分类常用于评价脑病时的意识状态。在精神科，这种分类用于评价精神药物中毒时的意识状态。

二、昏迷期间的梦境活动

以前认为，昏迷期意识丧失，醒来后对昏迷期无记忆。但有的病人昏迷醒来后，有生动的梦境忆述。这里记述 3 个病例。

例 1　62 岁精神科男医生，因军团菌肺炎住入 ICU，昏迷十多天，康复后忆述,当时有梦样体验:他与某些人有利益冲突,那些人要害他,他游泳游到朝鲜去了,朝鲜人又将他用火车送回南京,在路上,他给女儿打电话,让女儿来车站接他……然后他住入九江市(病人从未去过九江)江边的一所高级疗养院,该疗养院建在顶端外伸的悬崖下,所以日本的飞机根本炸不到……在疗养院里,他能看到中世纪的罗马军团从面前走过,自己还能与罗马人交谈……他感觉有一个金黄色、食指指甲盖大的太极虎在体内到处跑,且闪闪发亮,这时他的精神状态就好;当太极虎趴在那里不动,且太极虎身上的光线暗下来时,他的精神状态就差。

一次病人醒来,医生给病人鼻饲清肺的中药(药名不详),病人又昏迷过去。这次感到自己变成大拇指大小的一个淡红色透明小人,左手抓住一根线,悬在傍晚的天空中,下面是海面,500 米外是浙江江门市海滩(病人从未去过江门市,而且江门市不在浙江,在广东),这里聚集 20~30 个像他一样的淡红色透明小人,各抓住一根线,头上的苍穹是直径为 5 丈的蓝色天洞,每十分钟就有一阵诵经声随海风吹来,一部分透明小人因抓不住那根线就飘入天洞,进入天国,死了。好像全国各地将死的人都要在这里集合,所以每吹走一批,很快又集合一批,经过多次伴诵经声的海风吹过,其他人都飘进天国,就是自己没飘进去,他握住那根线,心想:"坚持一会,再坚持一会,"他直觉自己是金刚,金刚是不会死的,归属地是东北长白山附近,那块地归他管,而其他地方已给别的金刚占领了。

例 2 埃本·亚历山大(Eben Alexander)是美国知名神经外科医师。2008 年 11 月 10 日凌晨,埃本·亚历山大因患罕见的急性细菌性脑膜炎昏迷了一个星期,之后他又神奇般地苏醒了,脑膜炎也痊愈了。他说,在昏迷期间,他有清晰的记忆,去天堂转了一圈,和已故的亲人们打了招呼。

例 3 《史记·扁鹊仓公列传》记载:当晋昭公时,诸大夫强大,晋国公族弱,赵鞅为大夫领袖,晋国人事都由他说了算。 次赵鞅生病,昏迷了 5 天,大夫们都很紧张恐惧,把扁鹊请来诊治。扁鹊看完病出来,董安于问扁鹊,扁鹊说:"血脉是好的,紧张什么! 以前秦穆公也有过这种情况,昏迷了 7 天醒来,秦穆公告诉公孙支与子舆:'我在天帝那里过得很开心。之所以在那里待那么长时间,是因为知道了一些事情'。天帝告诉我:'晋国即将大乱,连续五代人不得安宁。之后将有人成为霸主,但称霸不久就会死去。霸主的儿子将使他的国家变得混乱'。公孙支把这些话记下,收藏起来,后来秦国的史书才记载了此事。晋献公的昏乱,晋文公的称霸,及晋襄公在殽山打败秦军后,回国后放纵淫乱,这都是你董安于已听说的。现在赵鞅与秦穆公的病相同,不出 3 天就会醒来,醒后必有话说。"过了两天半,赵鞅醒了。他跟大夫们讲:"我在天帝那里过得很开心,与众神仙在天的中央游玩,天上不停地有音乐和舞蹈,不同于夏商周的音乐和舞蹈,那种音乐和舞蹈动人心魄。有一只黑熊想来抓我,天帝命我放箭,我放箭射死了黑熊。又有一只棕熊过来了,我又放箭,射死棕熊。天帝非常高兴,送给我二只方竹箱,上有装饰品。我见我的一个儿子在天帝身边,天帝交给我一只代国犬,说:'等到你这个儿子长大了,把这个代国犬交给他。'天帝告诉我:'晋国将一代代衰落,七世后晋国灭亡。嬴姓的赵国将在范魁西面打败卫国人,而也不能占有范魁这块地'。"董安于听后,将之记录下来,收藏好。并把扁鹊说的话告诉赵鞅,赵鞅赏给扁鹊 4 万亩田地。

部分病人在昏迷期有梦境,说明当时仍有主观精神活动。也就是说,昏迷期间既可以是潜意识休眠状态(无梦),也可以是潜意识苏醒,联想进入前意识状态(有梦)。

三、暗示

当催眠状态(前意识状态)时,意识的自我主见被抑制,潜意识的直觉主见唤醒,直觉主见易受别人言语的影响,被别人牵着鼻子走,称(被)暗示性增强。同样,直觉主见也易受潜意识原始性思维的影响,称自我暗示性增强。

(一)原因

1. 外因:心理应激导致皮质兴奋,当皮质不能承受这种兴奋时,就引起保护性抑制,进入催眠状态,自我主见抑制,潜意识的直觉主见苏醒,(被)暗示性和(或)自我暗示性增强。

麻醉拐骗。成年妇女是怎么被麻醉拐走的呢？罪犯在蓝色的硬纸板上撒上乙醚(一种挥发性麻醉药)，硬纸板厚实，能吸收较多的乙醚，然后用蓝黑墨水写上两排小字，装作向妇女问路，并把硬纸板上写的地址给妇女看，因为蓝色硬纸板与蓝黑墨水的色差较小，再加上字又写得小，迫使妇女凑近看，这样就容易更多地吸入乙醚；字数越多，看得时间越长，吸入乙醚越多，于是妇女就进入了催眠状态→自我主见被催眠→潜意识的直觉主见苏醒→被暗示性↑，此时罪犯说什么，妇女就做什么，丧失了自我意志，被拐走了。

2. 内因：脑发育的顺序依次是原始情绪(婴儿不舒服就哇哇大哭，舒服就睡)、形象思维(儿童喜欢看动画片，动画片以动作幽默为主，道理浅显，好恶分明)、抽象思维(几何代数，需要有抽象思维才能学好)。癔症性人格就是形象思维发育较好，抽象思维发育较差，实际上是意识的自我主见中感性部分发育较好，理性部分发育较差，遇有稍强的心理应激，自我主见的理性处理能力不足，感性处理能力增强，即情感反应增强，脑承受不了这种强烈的情感反应，从而引起保护性抑制。所以，癔症不像应激相关障碍那样只发一次，而是反复发作。

(1) 儿童：在学龄前儿童，大人说什么，他们就信什么，很好哄，因为他们的自我主见理性部分尚未发育，缺乏甄别能力，而自我主见的感性部分被暗示性增强；到13岁时(初一)，就不那么好哄了，因为他们的自我主见理性部分开始发育，对别人说的要先甄别一下，再决定是否采信，被暗示性下降，但比成人，依然易被蛊惑；18岁后，自我主见的理性部分发育成熟，不再轻易采信别人的观点，也不再轻易被蛊惑。

(2) 老年女性：如果老年女性的文化程度较低，再加上绝经后脑动脉硬化加速，易焦虑，易担心自己的健康、子女的太平，加上接受外界信息渠道又少，甄别能力下降，自我主见的理性部分削弱。这时骗子说，我看你的印堂发黑，15日内你儿子当有灾难。老年女性顿时惶恐，求消解方法。骗子继续说，你把你家里的金银宝器装在一个袋子里，封好，交我代你保管半个月，等灾星过去，再还给你，这话你不能对任何人说，一说法术就不灵了。老人相信，谁也不告诉，按照骗子的要求去做，结果受骗。

(3) 精神发育迟滞:精神发育迟滞的脑发育不全,即自我主见中的理性部分优先发育不全,应对应激能力下降。常人可应对的应激,到他那里就视作不可应对的应激,从而引起保护性抑制,进入催眠状态→自我主见被催眠→潜意识的直觉主见苏醒→被暗示性↑。

(二) 引发分离症状

1. 双重人格:双重人格是潜意识深层的一个新人格(包括直觉主见)进入意识,将意识层原有自我人格(包括自我主见)挤入前意识,之后自我人格与新人格交替进入意识层,而另一人格则同时退入前意识层。两者都知道对方的存在。例如,56 岁女性,感到大仙和自己都在身上,当时大仙在她身上打嗝、咳嗽、呕吐,住院 24 天,大仙消失,事后自己能回忆。

2. 交替人格:潜意识深层的一个新人格(包括直觉主见)进入意识,将原有自我人格(包括自我主见)挤入潜意识浅层,病人感受不到了。意识不认识新人格,前意识暗示,这是一个新人格,病人立即采信,认为自己就是新人格了,过了一段时间,这个新人格又回到潜意识深层,自我人格由潜意识浅层上升到意识层面,交替人格缓解。

当新人格在意识层期间,原有自我人格沉入潜意识浅层沉睡,不知道新人格在意识层做了些什么,等自我人格回到意识层时,对新人格的那段活动完全失忆。例如,病人的说话口气和思维突然变成表弟,模仿表弟以前说过的话,维持 1～2 分钟,说完后,自己不知道刚才以表弟的身份说了些什么话。

少数情况下,当新人格在意识层期间,原有的自我人格沉入潜意识浅层,但没有睡着,知道新人格在意识层做了些什么,等自我人格回到意识层时,对新人格的那段活动仍有回忆。

3. 妄想性幻想:正常人自我主见的感性部分可想象,自己将来如何飞黄腾达,事业有成,虚拟地满足一下主观愿望。但自我主见的理性部分并未催眠,随时能把想象拉回现实,这称为幻想(白日梦)。当癔症发作时,自我主见被催眠,而潜意识的直觉主见苏醒,直觉主见=自我主见的感性部分,直觉主见想象自己将来如何飞黄腾达,事业有成,由于缺乏自我主见理性部分的甄别,病人把想象当真,这称为妄想性幻想。例如,女病人说自己是电视剧《择天记》中的女主角,和男主角演吻戏。男主角既然吻了她,她就要去深圳找男主角"还吻"。幻想性妄想也可见于应激相关障碍,在拘禁背景下,心理压力大→皮质先过度兴奋→后保护性抑制→自我主见被催眠→潜意识的直觉主见苏醒→(被)暗示性↑,病人有出狱的强烈愿望,幻想自己将被特赦,并把幻想当真,他对监狱管教说,"等着吧,不久就会下特赦令,我将被释放。"

4. 病理性谎言:癔症病人起初是为了自己的利益,自我主见的感性部分在说谎,而自我主见的理性部分能甄别出这是说谎,不是真的。之后自我主见被催眠→潜意识的直觉主见苏醒→自我暗示性增强,把自己的谎言当成真的,相当于之前自我主见编的谎言骗了当下的直觉主见,称病理性谎言。

5. 催眠性幻觉:心理应激→脑皮质过度兴奋→保护性抑制→催眠状态→自我主见被催眠→潜意识的直觉主见苏醒→自我暗示性↑,暗示病人能看到什么,病人就真能看到什么。例如,40岁女性,半个月前走夜路时受到惊吓,回家说身上有鬼,看见鬼(心因性幻视),与鬼说话(心因性幻听),抱女儿大哭,恐惧,经巫医治疗后,鬼消失(暗示治疗有效)。

6. 集体性幻视:在教堂里,神父的诱导,教民的吟诵,当事人被带入教父预设的催眠环境。这时神父说,心诚的教民,神就会降临到他身边,心不诚则不会。每个教民都盼望自己能见到神,"心诚"的教民进入催眠状态,接了神父的暗示,在幻觉中见到神;由于教民们当时吟唱的是同一经文,接受的是同一神父的诱导,所以集体性幻视中所见到的是同样的神,而那些"心不诚"的教民因没专注于催眠环境,所以没进入催眠状态,不会接受教父的暗示,故未见到神。

7. 刚塞尔(Ganser)综合征:见第六章　智能的第86页。

8. 童样痴呆:见第六章　智能的第87页。

(三)引发转换症状

1. 概念:转换症状是焦虑以躯体症状的形式表现出来,而这些躯体症状往往能使病人受益或回避心理应激,这些躯体症状并无器质性疾病基础。例如，一位女孩有段时间跟爸爸出门，感到脚不能走路，爸爸就背着她走；可是跟妈妈出门，知道妈妈背不动她，就自己能走。

2. 机制：心理应激→皮质过度兴奋→保护性抑制→自我主见被催眠→潜意识的直觉主见苏醒→自我暗示性↑。潜意识的原始性思维暗示直觉主见，你要是有躯体疾病，就可以受益或回避心理应激，直觉主见接受了这一暗示，于是直觉主见开始装躯体疾病。由于病人意识不到潜意识直觉主见的存在，故真以为自己病了。例如，一位厂长见厂里效益不好，整天看到报上来的亏损数字，又想不出好的解决办法，心急如焚。突然觉得自己的眼睛看不见了。客观上回避了再看亏损数字的窘境。

3. 种类：转换症状主要表现在感觉和运动障碍上，因为这两者是病人的直觉主见能控制的。感觉障碍有失明、失聪、皮肤感觉麻木，运动障碍有肌肉过度运动（抽搐、过度喘气）或过度不运动（瘫痪）。

4. 鉴别：转换性失明者走到墙根前会自动止步，因为潜意识能看到墙，故不致撞墙；在转换性失聪者背后突然敲盆，病人会回头，因为潜意识能听到声音；转换性感觉麻木或瘫痪与神经解剖分布不一致，因为转换性感觉麻木或瘫痪的病人不懂神经解剖原理；转换性抽搐病人不懂得癫痫发作的真实症状，只知道抽动发作的表象，所以抽搐时心里有数，事后能回忆，抽搐期间翻开病人眼皮时，病人眼球乱转，而非固定，抽搐是自主的，不会抑制呼吸，无口唇紫绀、无舌咬伤、无尿失禁、无跌伤。

5. 凭什么说是潜意识直觉主见在装病：因为潜意识直觉主见一旦放松警觉，"装病"就会露馅，说明"装病"是潜意识直觉主见有意为之，并努力维持的。例如，女病人有段时间说眼睛看不见了，耳朵听不见了。当时妈妈叫她去拿张纸巾，病人就去拿了。"去拿"说明她能听见妈妈的说话；能顺利拿到纸巾，交给妈妈，说明她能看见纸巾在哪。如果妈妈问："你能听见我说的话吗？""你能看见纸巾在哪吗？"则容易引起病人潜意识直觉主见的警觉；妈妈压根不提"看"和"听"的事，直接叫她去拿纸巾，这样就麻痹了她潜意识直觉主见的警觉性，并检验了她"听"和"看"的真实能力。

6. 凭什么不能说是诈病:转换性障碍和诈病都是受到利益驱使而为之。但诈病是意识的自我主见在装病,能随时掌控装病的症状和病程,例如,司马懿装病骗曹爽,就是诈病;相反,转换性障碍是潜意识的直觉主见在装病,意识不知道在装,病人不能按照自己的意志掌控转换症状及其病程。

7. 不同于心身症状:当心理应激时,通过交感神经兴奋,可致头痛、胃痛、血压高等心身症状,这些症状已不是潜意识的直觉主见能操控的,不能视作是癔症的转换症状,而应视作是焦虑的心身症状。

8. 反复发作:潜意识的原始性思维较简单、固定,每遇应激,就那么一套条件反射,故当出现不同心理应激时,只反复出现同一症状。例如,男病人 13 年前首次脖子抽筋,头抬不起来;这次发病是因为要去食堂吃饭,怕人多,头又抬不起来,请假回家。妈妈给他服了一片维生素 C,说这是首次发病时医院开的特效药,过一会儿,头又能抬起来了。

(四)影响病程

1. 医源性不良暗示:癔症对别人的暗示性增强,别人问什么症状,她就承认有什么症状。例如,癔症病人在住院期间食欲差。医生问:"怀疑有人害你?""是"。护士问:"你为什么不吃饭?饭里有毒吗"?"是"。故对癔症病人的提示性询问,得出的结果没价值。

2. 受普通人暗示:癔症女病人身体不舒服期间,去过尼姑庵,尼姑说她身上有龙王三太子,于是她在家发病期间,又唱又跳,又哭又闹,她判定是龙王三太子附体了。

3. 受其他病人的暗示:癔症病人每次住院时,看见其他病人有什么症状,她也会有什么症状,比如其他病人述凭空听到有人喊自己名字,第二天她也凭空听到有人喊自己的名字;别人自笑,她后来也夸张性自笑,并相信自己有这些症状。

4. 自我暗示:癔症病人的潜意识原始性思维暗示潜意识直觉主见道:"你越受关注,就越受照顾"。于是发作时,希望成为人们关注的中心,围观越多,发作越重。无人围观,则倾向缓解。例如,女病人看到家人在哪,就在哪躺倒,在地上滚来滚去,把她抱到沙发上,她又滚到地下,反复用头撞地。家人出门,她阻止家人出门。

5. 暗示治疗:医生可利用癔症病人的(被)暗示性增强特点,通过暗示治疗,缓解癔症症状。例如,面对癔症性失明病人,医生说给你打一针(其实只是注射用水),失明就缓解,病人接受了暗示,于是打针后半小时内,失明果真缓解。家长通过暗示治疗,缓解儿童的癔症症状。例如,女孩子不停咳嗽、恶心想吐,带去儿童医院呼吸科做了肺功能测试,专家判定,孩子身体没有任何问题,建议看心理医生。于是病人爸爸告诉病人:"儿童医院呼吸科医术精湛,在给你做肺功能时,用了好药,不会再咳嗽了。"后来孩子果真基本不咳了。

(五)强烈情感状态指引着受暗示的方向

不只癔症有(被)暗示性增强,其他强烈情感状态也会有暗示性增强,只不过情感不同,暗示性增强的方向有所不同。

1. 疑病:在疑病超价观念背景下,医生通过检查正常和反复保证,病人无严重疾病,病人不大相信;如果医生皱皱眉头,说检查结果可疑,有待观察,病人马上相信自己可能有严重疾病。

2. 恐怖:病人在对狗有强烈恐怖的背景下,你把狗牵到病人面前,说这狗不咬人,病人不大相信;你说这狗咬人,他马上惊慌失措。

3. 抑郁:抑郁在自卑的背景下,你说病人多有价值,列举他过去的成就,他不大相信;你说他毫无价值,已经废了,他马上相信。抑郁在自罪的背景下,你说病人之前做的某错事不算事,他不大相信;你说他之前做的某错事是犯了重罪,他马上相信。

4. 躁狂:躁狂在盲目投资的背景下,你警告他投资有风险,他不大相信;你告诉他投资会有重大回报,他马上相信。

所以,在强烈情感的背景下,顺情感方向的心理治疗有效,逆情感方向的心理治疗无效或效果差。

四、精神科常见的晕厥

(一)癔症性晕厥

1. 先驱症状:癔症性晕厥由心理应激引发,可先出现其他分离或转换症状,后出现晕厥。例如,女病人阵发性焦虑抑郁,跟着就听到公主和小熊跟她说话(催眠性幻觉),然后就感到身上既有自己,又有公主(双重人格),然后感到公主独占了她的身体,自己没了(交替人格),最后是晕厥。又如,病人因高考而焦虑,两天内两次发作都是先心脏疼、后晕厥。

2. 从其他分离症状到晕厥的机制:心理应激→皮质过度兴奋→保护性抑制→意识进入前意识浅层→前意识超我的监察能力减退→潜意识深层联想进入意识(催眠性幻觉)→潜意识深层的新人格(包括直觉主见)进入意识,原自我人格(包括自我主见)进入前意识(双重人格)→潜意识深层的新人格(包括直觉主见)进入意识,原自我人格(包括自我主见)进入潜意识(交替人格)→原自我人格和新人格都进入潜意识或前意识深层(晕厥)。

3. 从转换症状到晕厥的机制:心理应激→皮质过度兴奋→保护性抑制→意识进入前意识浅层→自我主见被催眠→潜意识直觉主见苏醒→潜意识原始性思维暗示直觉主见,你要是有什么躯体症状,就可以得到什么益处或回避应激→潜意识直觉主见接受这一暗示,于是操纵躯体出现症状(转换症状)→保护性抑制加深→进入潜意识或前意识深层状态(晕厥)。

4. 晕厥期意识:晕厥期心里隐约知道自己晕了,这"隐约知道"是介于"知"与"不知"之间,位于前意识深层,昏睡水平;晕厥期也可心里完全不知道,醒后忘了晕厥期发生了什么,问这是哪里。说明晕厥期是处于潜意识状态,昏迷水平;也可以是倒下瞬间没知觉(潜意识状态),但很快心里有数,听到别人跟她说话,但因无力而不想回答(前意识浅层),混浊水平。

5. 起病形式:晕厥时总有人在场;病人是扶着或靠着家人或自己慢慢晕倒的,从无跌伤。这说明,即使癔症性晕厥进入昏迷水平,皮质的抑制也有一过程,以致能有备而倒,不致跌伤;而癫痫大发作是来不及准备就倒下,故可有跌伤。

6. 醒后意识障碍:晕厥2～10多分钟,醒来头几分钟可不认识家人,这是右枕-额腹侧通路功能尚未接通,或右额叶腹内侧部的身份识别装置尚处于抑制状态,随着通路的接通,抑制的解除,又能认识家人了；如果睁眼前就处于前意识浅层状态，则醒来就意识清晰。

（二）惊恐发作性晕厥

在惊恐发作期间，除了心跳快、呼吸困难、濒死感以外，还可伴有人格解体，即对周围的人喊车啸有渐行渐远的体验，此时病人是躺倒的，属前意识浅层到前意识深层之间，意识是从混浊到昏睡水平，多数病人止于此，故认为惊恐发作通常"无意识障碍"；但如果重一些，对送急救后面的过程就不知道了，属潜意识状态，达昏迷水平，虽罕见，但确实存在。CCMD-3惊恐障碍的标准提到，惊恐发作时意识是清醒的，是因为没碰到很重的病例。

五、濒死感

人濒临死亡时的感觉称为濒死感。

（一）惊恐发作与濒死感

1. 惊恐发作出现濒死感的机制：当惊恐发作时，病人对二氧化碳浓度的升高过度敏感，引起过度呼吸，过度呼吸导致体内二氧化碳浓度过低，二氧化碳浓度过低导致脑血管收缩，引起脑缺氧，脑缺氧导致头昏、眩晕和人格解体；头昏、眩晕导致病人躺下、瘫软、懒得说话；人格解体表现脑中一片空白，对外界感知减退，内心离外面世界越来越远，听声音遥远，看人的动作是慢镜头（视觉处理能力变慢）。根据这些主观感受，病人判断自己要死了（濒死感），于是喊救命，要求紧急送医院。

2. 濒死感不是焦虑得出的结论：惊恐发作的濒死感是病人对急性人格解体感受的解读，而不是焦虑所致，每个人面临这种急性人格解体状态时，都会不约而同地出现濒死感。证据是在惊恐发作缓解后，病人上网查了资料，知道这病不会死人，但下次惊恐发作时，还是禁不住地感到自己快死了。

3. 濒死感对惊恐发作的诊断意义：如果只有心跳加速，呼吸急促，而无濒死感，则只是躯体性焦虑，不能诊断为惊恐发作，惊恐发作一定要有濒死感的存在。

4. 治疗：用氯硝西泮起始量 0.5 mg/早，0.5 mg/晚；或阿普唑仑起始量 0.4 mg/早,0.4 mg/中,0.4 mg/晚 治疗。

（二）癔症与濒死感

癔症性呼吸困难也会喘气过度,通过低二氧化碳血症而引发急性人格解体,导致濒死感。用氯硝西泮起始量 0.5 mg/早,0.5 mg/晚;或阿普唑仑起始量 0.4 mg/早,0.4 mg/中,0.4 mg/晚 治疗。

（三）催眠与濒死感

当入眠时,如果催眠相时间延长,病人会体验到对外界感知的迅速减退,出现急性人格解体体验,引起濒死感,担心会睡死过去,于是不敢入睡。可用唑吡坦 10 mg/晚,加速入睡过程。

（四）严重抑郁症与濒死感

严重抑郁症病人也会出现濒死感,一位女病人描述:

1. 黑矇:病人说:"意识被卷入一个巨大的黑洞,与现实失联"。这种黑矇体验让人想到"地狱",与脑缺血的一过性黑矇类似。枕叶距状裂上下主视觉,当距状裂上下被抑制时,会出现黑矇。

2. 记忆变淡:出现记忆遥远感,10 年前的经历仿佛是千百年前的记忆。海马主记忆,记忆变淡可能是海马功能抑制的后果。

3. 快速回放:对这一生各重要事件的片段快速回放。这是海马结构受刺激的结果。

4. 眩晕:内眼在主观空间看见,一些金色或红色的星云在旋转,越转越快,越转越高。半规管主旋转,当半规管受刺激时,体验到眩晕。

5. 脑鸣:意识里仿佛听到一种类似 a 到 ei 过渡的震音。桥脑的听神经核主听觉,当听神经受刺激时,体验到脑鸣。

6. 失重感:当听到这种震音的同时,身体变轻、变空。延髓的薄束核和楔束核功能抑制时,体验到失重感。

7. 灵魂出窍:当身体变轻、变空,感受不到躯体的存在时,灵魂因无所附着,就飘出体外,越是感受不到躯体的存在,灵魂就飘得越高,心就越发虚。

其中,1、2、6、7 项是局部抑制症状,也是人格解体症状;3、4、5 项是局部刺激症状。

（五）内科疾病的濒死感

当人死亡时,心跳、呼吸先停止→脑缺血缺氧→急性人格解体→濒死感。大部分人再也没能醒来,没机会向世人传授这种体验,因而增加其神秘性。少数病人经过脑缺血缺氧过程,但未必有心跳、呼吸停止(例如休克导致的昏迷),或经历一过性心跳、呼吸停止后(如溺水昏迷),又苏醒了,他们有资格谈"濒死感"是种什么体验。雷蒙德·穆迪调查了 150 例有过濒死感的人,将濒死感归为 8 个特征:

1. 看到自己的身体:85％的体验者表示,他们曾在某一时刻突然从第三者视角看到自己的身体(精神人格解体的灵魂出窍引起自窥性幻视),且当时觉得自己身处一个密闭空间内(现实人格解体的现实缺失),身体像羽毛一样轻盈(躯体人格解体的失重状态)。

2. 前所未有的舒适感:"濒死体验"前期会有一过性疼痛感,随后发现自己悬浮在一个黑暗空间里("悬浮"是躯体人格解体的失重状态,处于一个黑暗空间里是强调现实人格解体的现实缺失导致的与外界隔绝感),接着会有一种前所未有的平静、祥和、舒适感(精神快感)。

3. 被"界限"阻隔:很多人反映,他们曾遇到过可称为"界限"的东西,阻止人们靠近或自己去某些地方。"界限"的形态可有多种表述:一摊水、一扇门、一道篱笆或是一道线(现实人格解体的疏离感导致与外界隔绝感的梦样体验)。

4. 生命归来:体验者表示,他们醒来之前受到一股莫名的引力,这种引力促使他们赶紧"回去"(灵魂入窍:朝着灵魂出窍的反方向归来)。

5. 感官变灵敏:在濒死期间,视觉和听觉变得极为灵敏,一位男子说,他从未如此清晰地看到过世界(视觉增强),甚至能听到屋外昆虫爬过的沙沙声(听觉增强)。

6. 听到异响:很多人表示,他们在生死之间徘徊时,曾听到过一些奇怪的声音。一位年轻女子说,她听到一种从未听过的乐器演奏曲调,这种曲调听起来让人平静(音乐性幻听)。这与赵鞅在天庭中听到的音乐类似。

7. 出现亮光:很大一部分体验者表示,在似醒非醒期间,曾看到过耀眼的光(原始性幻视),这道光是有情感的,他们可以清晰地感受到它的"人性"。

8. 回顾一生:在意识进入地狱般的黑暗时,就感受到自我的死亡,此时,这一生中各个重要事件的片段快速闪过,仿佛是对这一生的快速回放,又经历了一次"轮回",即民间传说的"濒死走马灯"。当回放时,有的是纯粹的声音(幻听),有的是音形并茂(幻听幻视)。一位受访者甚至从片段中看到自己在幼年时已去世的母亲(幻视),而他在正常记忆中,从无这段记忆。

在濒死感的 8 个共性中,第1~4 项是人格解体,这种人格解体是脑缺血缺氧导致脑能量供应不足的结果。

第5~8 项是脑最后的兴奋,这种兴奋是脑缺血缺氧后期,脑细胞上的钠-钾 ATP 酶活性减退,不能将细胞内钠离子泵出细胞外,导致细胞内高钠,细胞内高钠导致晶体渗透压升高,将细胞外的水分吸入细胞内,导致脑细胞水肿,引起细胞内线粒体的分裂,能量最后一次敞开使用,脑细胞最后一次兴奋。当颞叶和枕叶兴奋时,出现听、视觉增强;当右半球兴奋时,出现音乐性幻听;当枕叶 17 区兴奋时,出现原始性幻视;当海马结构兴奋时,过去的记忆以幻觉形式快速播放;当伏隔核兴奋时,引起精神快感(第 2 项)。临死前一过性的清醒,回光返照,也是脑细胞最后一次兴奋的结果。

(六)死后迷信说法的原始依据

1. 死后升天:经历濒死感的人醒后告诉人们:"人当时处于失重状态,身体像羽毛一样轻",羽毛是向上飘的。故人们在想,人死了,灵魂是不是飘上天了?

2. 死后下地狱:经历濒死感的人醒后告诉人们,"自己悬浮在一个黑暗的空间里",只有地下才是黑暗的,如果灵魂永远待在地下,人们在想,人死了,灵魂是不是下地狱了。

3. 天庭判决:经历濒死感的人醒来告诉人们:"在一阵轻盈感中,对人生发生的事件,按照时间顺序,在眼前一幕接一幕地快速播放",这些都是此生感到自豪或愧疚的重大事件,是对此生的总结。此生是非谁来判决呢? 活人不能判决死人,死人自己不能判决自己,只有天上的上帝或地狱的阎王来判决。

第二节　意识范围缩窄

意识范围缩窄包括意识朦胧状态和伴遗忘的精神自动症,伴遗忘的精神自动症又包括梦游症和神游症。

一、意识朦胧状态

（一）概念

意识朦胧状态是一种意识范围变窄,在变窄的意识范围内反应正常,在变窄的意识范围外反应异常,持续时间短,事后遗忘。

1. 变窄的意识范围内反应正常:变窄的意识范围内处于意识状态,此时病人只关注自己的愿望,能回答简单问题,自理简单生活,旁人看不出他有意识障碍。

2. 变窄的意识范围外反应异常:狭窄的意识范围外处于前意识状态,精神活动像是处于黄昏状态而混沌不清。感知混沌会出现错觉和幻觉;注意混沌会出现定向障碍;记忆混沌会出现漫游;思维混沌会出现妄想;情感混沌会出现困惑;幻觉妄想可继发性产生病理性激情或暴力行为。然后意识障碍加深,进入潜意识状态,躺地上睡着了。

3. 持续时间短:意识朦胧状态忽发忽止,持续时间短至数分钟～数小时,长至数天。意识障碍加深有一过程,例如,病人在丧失记忆前会感到朦胧感变重,就像要睡着一样(前意识深层状态),但家人在旁观察,她还能说话,行为自如。因为说话、行为可由潜意识操控,故虽有说话和行为,但事后记忆模糊或无情节记忆。

4. 事后遗忘:当意识降至前意识浅层时,尚有模糊的情节记忆;降至前意识深层时,只记得似有其事,而无情节记忆;降至潜意识水平时,则完全遗忘。在意识朦胧状态期间,意识水平不稳定,忽上忽下,导致一个连贯的事件,部分情节能记忆,部分情节不能记忆,即部分遗忘;有的朦胧状态结束时,第一分钟还能记得,之后完全遗忘,称晚发性遗忘症。机制可能是:在朦胧状态结束的头一分钟,意识尚在恢复过程中,尚未完全清醒。记忆章中讲过"状态记忆",在特定意识状态下有记忆,而意识清醒后反而无记忆。当意识朦胧状态尚未完全解除时,对朦胧状态有记忆;在完全解除后,反而无记忆。

(二)病种

意识朦胧状态常见于癫痫所致精神障碍。例如,47岁男性,自小患有癫痫病,7年前女儿从外地打工放假回来,看见病人正在犯病(发呆、自语自笑),故害怕,去大伯家住了几天,回家后,病人问去哪儿啦?女儿答:"在大伯家。"病人嫌女儿在家只待几天都不管他,一气之下,用刀砍死了女儿,这一过程清楚记得。然后跑去铁厂找工作,被保安拦住,与保安吵了一架,之后就记不得了。另外,意识朦胧状态也可见于癔症。

(三)治疗

癫痫性意识朦胧状态可用丙戊酸钠缓释片起始量 500 mg/早 治疗。

二、精神自动症

1. 概念:精神自动症是一种不伴幻觉、妄想、激情发作的朦胧状态。多见于癫痫所致精神障碍。

2. 表现:下述三种表现之一者,可推断有精神自动症。

(1)有证据逆推其遗忘内容:例如,病人醒后,发现自己在网上发的帖子、画了一幅画,但对发帖、画画的过程无记忆;又如,病人只记得走进花园入口,然后瞬移到花园出口,中间过程记不得了。

(2)别人告知其刚才所为,病人自己却无记忆:例如,病人在骑电动车期间,有5分钟有说有笑还带表情。事后问她,病人不知自己有此现象。又如,病人醒后反复背乘法口诀,背了3~5分钟,背完后记不得自己干什么了。家人提醒她,"刚才是背乘法口诀"。病人说不可思议,不明白自己为什么会背乘法口诀。

(3)事情做到一半突然醒来:例如,病人突然发现,自己正在桌旁画画。

3. 机制:精神自动症是潜意识浅层操纵的行为,因没有意识和前意识参与,故事后无记忆。

4. 治疗:癫痫性精神自动症可用丙戊酸钠缓释片起始量 500 mg/

早 治疗。

神游症和梦游症是两种特殊形式的精神自动症,因内容较多,故用与精神自动症平级的标题叙述。

三、梦游症

一个睡眠周期由非快眼动(NREM)睡眠和快眼动(REM)睡眠组成,NREM睡眠由1、2、3、4期睡眠组成,其中1、2期称"浅睡眠",3、4期称"深睡眠",又称慢波睡眠,REM睡眠则是做梦睡眠,一夜有5个睡眠周期。

(一)病因

1. 儿童梦游症:家族遗传、早年神经发育不成熟或神经损伤,导致病人在慢波睡眠期间唤醒次数增多,当唤醒到一定程度时,就引起梦游症。慢波睡眠是深睡眠,其唤醒是潜意识浅层在操纵言行,意识和前意识均未参与,故事后完全遗忘。

2. 成年梦游症:成人在慢波睡眠和非快眼动2期睡眠发生梦游症。2期睡眠的深度比慢波睡眠浅,唤醒度高,梦游言行由前意识参与,可有梦样心理活动,言行复杂,事后可有片段记忆。故完全遗忘不是诊断成年梦游症的标准。

(二)诱因

在脑电图中,δ(读"代尔他")波是睡眠波,α波是警醒波,正常人的慢波睡眠只有δ波,故慢波睡眠又称δ波睡眠,梦游症病人不管梦游发作与否,慢波睡眠期都是δ波夹杂着α波,这样,慢波睡眠就不断为唤醒所打断,变得破碎。过度疲劳、熬夜、饮酒、发热、服碳酸锂都增加慢波睡眠,延长了破碎的慢波睡眠,增加了梦游症机率。焦虑、外向、敌意的人格素质和心理应激均增加中枢唤醒度,也增加慢波睡眠和非快眼动睡眠2期的唤醒度,促发梦游症。

(三)表现

1. 发作时间:入睡潜伏期20分钟,非快眼动睡眠1期5分钟,2期50分钟,入睡后75分钟就进入慢波睡眠。儿童梦游症在慢波睡眠期发生,倾向在入睡75分钟后开始发作,成年梦游症是在2期睡眠和慢波睡眠期发生,在入睡1~2小时后发作,梦游症在第一和第二个睡眠周期均可发作,故梦游症倾向在前 1/3 夜发生。慢波睡眠持续 20 分钟,故儿童梦游症发作应在 20 分钟内结束。成年梦游症在 2 期睡眠和慢波睡眠均可发作,最长可发作 30 分钟。即只在 2 期睡眠的最后 10 分钟才开始发作,这样推算,成年梦游症是在入睡 65 分钟后开始发作。

2. 儿童梦游症表现：儿童梦游症行为简单。从睡眠中起床,说简单的话和做简单的事,例如做手势、手指墙。当时目光呆滞、表情茫然、口齿不清、动作笨拙,呼之不应。发作时睁眼,在室内走动一般不会碰壁(因为潜意识能看得见),发作结束后自己上床睡觉。

3. 成年梦游症表现：成年梦游症发作时穿好衣服、做饭、演奏乐器、开车,能与他人互动。尽管睁眼,但视物模糊,可撞到不醒目的障碍物,如踢倒小凳子,看不清玻璃,将厕所的玻璃门撞坏;从玻璃窗中穿出坠楼;下楼时看不清台阶,可失足跌倒;朦胧期间走上楼顶平台,缺乏危险意识,可发生坠楼事件。

4. 发生攻击：成年梦游症发作时额顶联合皮质抑制,不能做出有效判断;而扣带回兴奋,可引起恐惧,恐惧可引起攻击或逃跑。攻击行为仅见于平时有攻击潜力的少部分年轻男性。梦游症期间的行为(包括谋杀、裸体暴露、不正当性行为)是无意识的,故无法律责任。

5. 强制唤醒：当儿童发作梦游症时,无需唤醒他,可将他轻轻带回床上,如强行唤醒,则潜意识经过前意识才能回到意识,在经过前意识的几分钟内,病人可出现情绪茫然和定向障碍;成年梦游症发作时,家人如阻止他做事并唤醒他,病人因意识狭窄而不认识人,会引起愤怒和攻击行为。

6. 白天瞌睡：梦游症病人由于慢波睡眠破碎,不能很好地修复疲劳,故次日思睡。

7. 病例：35 岁女性,与丈夫关系不好,外有男友,每晚病人先睡一觉,到深夜 11 点下楼见男友。一天夜里见男友时,男友问候,病人不答,作生气状,两眼发直,有些恍惚,男友将之较早送回家,次日病人对这段事件完全遗忘。又一天深夜 11 点,病人下楼时摇摇晃晃,拉车门时,车门撞到自己的嘴,说话有些乱:"你跟了我这个阴阳人将来怎么办啊!"然后睡着 1 小时,男友见她情况不对,开车在外转了一圈,送她回家门口,病人醒来说,"你抱抱我",下车拉门时,手也夹破了,上台阶时跌了一个跟头,上楼摇摇晃晃,回家再睡,次日醒来,对昨夜发生的事情完全遗忘。

（四）诊断和鉴别诊断

1. 诊断:梦游症根据病史特征就能诊断;司法鉴定在确诊梦游症时,一定要有明确的既往梦游症发作史。

2. 鉴别诊断:梦游症与夜间颞叶癫痫及 REM 睡眠行为障碍的鉴别见表10-1。

表 10-1　梦游症、夜间颞叶癫痫和 REM 睡眠行为障碍的鉴别

	梦游症	夜间颞叶癫痫	REM 睡眠行为障碍
发作年龄	常为儿童	不限	>50 岁
夜间发作时间	前 1/3 夜	夜间任何时间	后 1/3 夜
行为表现	从简单到复杂的运动,可能是有目的、有指向的行为,眼睛是睁开的	高度刻板性和无目的性动作(例如异常的姿势),眼睛可睁可闭	通常是与梦境内容有关的大幅运动(例如肢体挥动),眼睛是闭着的
对事件的回忆	儿童无回忆,成人可有片段回忆	无回忆	有生动的梦境回忆

（五）治疗

儿童梦游症经常是一过性和无害的,无需处理。如果梦游症给病人或家属造成痛苦或危险,或限制了病人的住校或旅行,才需处理。

1. 一般性护理:应避免过度疲劳、熬夜、饮酒和引起梦游症的某些药物(例如唑吡坦、米氮平、碳酸锂),常能消除梦游症发作。向病人反复保证:梦游症不与任何潜在的精神疾病相关联。

为防意外,应移开和拆除室内可能被撞到的物品,包括镜子、厕所的玻璃门、地板上的障碍物(如小凳子),窗户放下沉重的窗帘(便于视物模糊时能识别),锁好门窗,让病人睡在一楼地板的床垫上或睡袋里。如住在楼上,则要装防盗门,以防下楼时看不清台阶而跌倒。落地窗要装护栏,防止病人从玻璃窗中穿出而坠楼。

2. 提前唤醒:儿童如常发梦游症,每夜在儿童既往发梦游症前

15～30分钟,唤醒他一次,连续一个月。机制可能是:儿童经常发梦游症,已形成了病理性条件反射,每到入睡后的特定时间段,就习惯性发作。提前唤醒就是每到即将发作的时段,将之唤醒,以破坏该时段发作的睡眠背景,进而阻断病理性条件反射。

3. 催眠术治疗:慢性梦游症成人在催眠期间自我暗示,只要脚一碰地,自己就会醒来,每天做一次,连续做2～3周。希望在前意识层形成"脚一碰地就会醒来"的条件反射,并渗透到潜意识浅层,当梦游症的脚一碰地,自己就能醒来。

4. 药物治疗:美国食品药品管理局目前尚未批准哪种药物可治疗梦游症。目前临床上选用的药物有苯二氮䓬类药物(安定和氯硝西泮)、帕罗西汀、曲唑酮,目的是改善心绪不良,缓解焦虑,对抗应激,巩固睡眠。

5. 睡眠期呼吸障碍:三环抗抑郁药可治疗打鼾和轻度睡眠期呼吸障碍,其活性代谢物有拟去甲肾上腺素能效应,能轻度增加舌肌收缩,改善轻度睡眠期呼吸障碍,以减少破碎的慢波睡眠,降低梦游症发生率。

儿童梦游症与成年梦游症的症状和处理有所不同,见表10-2。

表10-2 儿童梦游症与成年梦游症的不同之处

	儿童梦游症	成年梦游症
患病率	2%～14%(记作8%)	2%～4%(记作3%)
发作行为	简单	复杂
危害	无	自伤、毁物、伤人、司法纠纷
发作时梦样精神活动	无	有
醒后遗忘	完全	大部分遗忘
治疗	无需,必要时可提前唤醒	需要,用催眠治疗、氯硝西泮治疗

四、神游症

1. 概念:当神游症发作时,病人的意识朦胧状态较轻,可以进行走路、答话、写字等较复杂的操作。神游症可看作是做梦,只是把做梦的内容付诸实施。

2. 发作过程:当癫痫性神游症发作时,病人突然不认识当下熟悉的环境和熟人,仿佛是空降到一个陌生地,所以要立即离开当下环境,去寻找自己熟悉的环境和家。可是,病人又忘了自己的身份和自传性记忆,不知道自己的熟悉环境和家在哪,于是开始漫游,漫游期间由于常识性记忆不受损,所以日常生活或社交尚能对付。但处于意识朦胧状态,所以注意减退,说话办事心不在焉,常丢东西,生活自理能力下降,发作持续时间越久,病人衣着就越邋遢。一旦病人回忆出自己熟悉的环境和家在哪,就立即启程回家,回家后,对漫游期间在潜意识层操作的行为遗忘,在前意识层操作的行为尚有模糊记忆,故病人经常是大部分遗忘,片段回忆。

3. 病例:24 岁女性,在 6 年前的一天,无明显诱因就不去上学,而是外出无目的游逛,家人四处寻找也未找到,次日上午 10 点左右,病人自己回家,家人问她去做什么,称出去走走,但记不清去了什么地方。4 年前又出现 2~3 次的无目的游逛,每次都是下午外出,次日上午回家,回家后均说不出外出的具体路线。

有时,病人发作时只是不认识周围的人和事,不知道自己的身份(潜意识状态),但远期自传性记忆未完全遗忘,还记得自己的老家在哪(处于前意识浅层状态),这时他会离开暂住地,回到老家。上例 24 岁女性,去年由云南去重庆上大学,有两次不请假就无故乘飞机回家,家人问其原因,不说,对家人冷淡。这"不说"和"冷淡"不是性格问题,而是病人的意识尚未恢复正常。神游症结束后仍有意识障碍的现象很普遍,明显妨碍了病人与家属和医生的交流。

4. 以新身份重新生活:神游症发作时处于催眠状态,病人忘记自我身份(自我身份进入潜意识浅层),潜意识的直觉主见苏醒,携带新身份进入前意识浅层,前意识浅层的,直觉主见马上接受这一新身份(即交替人格),然后病人以新身份在异地重新生活。

5. 机制:单纯的分离性遗忘没有漫游,因为分离性遗忘仅限于传记性记忆(自己的生长史、婚史和生育史)沉入潜意识,而右前额皮质腹内侧部的面部敏感神经元并未沉入潜意识,对当下的人和环境还是熟悉的,故无漫游的理由;如果分离性遗忘发作时,右前额皮质腹内侧部的面部敏感神经元也沉入潜意识,病人对当下的人和环境都不认识了,那就不得不带着悬疑离开这一陌生地,去寻找归宿地,从而开始了漫游之旅。故有漫游的分离性遗忘(分离性神游症)比无漫游的分离性遗忘重。

6. 鉴别:神游症与梦游症都有意识范围狭窄,都无错觉、幻觉、妄想、情绪不稳,但神游症比梦游症的意识模糊程度轻,语言和行为复杂,发作持续时间较长。意识范围狭窄由轻到重依次为神游症<朦胧状态<梦游症。

7. 治疗:癫痫性神游症的治疗可用丙戊酸钠缓释片起始量500 mg/早。

第三节　意识内容障碍

意识内容障碍包括谵妄、精神错乱状态和梦样状态三种。

一、谵妄

意识清晰度下降＋幻觉妄想＝谵妄,意识清晰度下降指的是注意减退。谵妄还可伴有一般性认知损害和感觉-运动障碍。

(一)注意减退

注意减退是对内和对外的专注能力减退,可以引起:

1. 错觉:谵妄的对外专注能力减退,导致视觉和听觉的灵敏度减退,加上脑功能抑制,对视听信号的加工能力减退,容易产生歪曲的知觉,即错觉。因为听觉灵敏性减退,病人认为别人也像他那样听不清,所以说话声音变大,唯恐别人听不清。

2. 定向障碍:谵妄的对外专注能力减退,导致对标志时间度过的事件(如一日三餐)识记减退,故对时间的度过缺乏概念,易引起时间定向障碍;注意减退对经过的地点忽视,导致对新到的地点定向障碍。当枕叶-额叶腹侧通路功能抑制时,对原先熟悉的人物和场所不再认识,出现人物和地点定向障碍,定向障碍会导致病人困惑,表现为两眼发直、没神。

3. 思维不连贯:谵妄的对内专注能力减退,导致对刚才的联想识记能力减退,进而忘记刚才的联想,下面再说话时,就与前面的话题脱节,引起思维不连贯。如果说几句就遗忘,导致段与段之间的不连贯;如果说一句就忘一句,导致句与句之间的不连贯;如果说一词就忘一词,导致词与词之间的不连贯。

4. 事后遗忘:注意减退导致识记能力减退,故谵妄缓解后,对谵妄的过程遗忘。

(二)幻觉妄想

1. 幻觉:当大脑功能抑制至催眠状态时,前意识的超我禁止潜意识深层联想进入意识的能力下降,当潜意识深层联想经化装后进入意识时,意识不认识这是自己的联想,误认为是外来的知觉,表现为幻觉。当病人看到恐怖性幻视时,会采取逃跑或攻击行为。

2. 妄想:当大脑功能抑制至催眠状态时,前意识的超我禁止潜意识浅层联想进入意识的能力下降,当潜意识浅层联想经化装后进入意识时,意识认识这是自己的观念,此时,意识的自我主见已被抑制,故不经判断就采信这一观念,形成一过性妄想。

(三)一般性认知损害

谵妄的大脑功能抑制,导致① 联想变慢,语速随之变慢;② 计算能力减退,尤其是 100 连续减 7 时,病人会因为皮质很快疲劳而出错。

(四)感觉-运动障碍

谵妄的大脑功能抑制,导致① 昏暗感:枕叶功能抑制导致视觉背景昏暗,故病人常把白天说成晚上;② 口齿不清:左额下回后部的言语运动中枢抑制,导致口齿不清。

(五)与梦的相似性

医生不能亲自体会谵妄的滋味,故对谵妄的认识总是不透彻。但医生都做过梦,而梦与谵妄有很大的相似性。

1. 错觉:当做梦期间外界有刺激时,做梦人会把这种刺激歪曲化,例如,做梦时感到会场乱哄哄的,醒来听到外面下大雨的声音,这是做梦人把听到的雨声错误地感知为会场乱哄哄的声音,这是错觉。谵妄时也常有错觉。

2. 幻觉:做梦时,外界没有刺激,但梦境中却能看到或听到有人与做梦人说话,这是幻觉。谵妄时也常有幻觉。

3. 情节不连贯:做梦时只意识到眼前的情节,对此前几分钟的梦境已经模糊或忘记,对此前梦境忘得越快,后面的梦境脱节就越明显,故梦的情节是前后不连贯的。谵妄的思维不连贯也是这个原理。

4. 时间定向障碍:由于梦的前后情节不连贯,所以对时间的流逝无法正确估计。同样,谵妄病人也易感时间定向障碍。

(六)诊断和鉴别诊断

1. 诊断:单独的错觉、幻觉、妄想对诊断谵妄并无意义,只有加上意识清晰度减退的证据(如注意减退、或注意减退派生的定向障碍或事后遗忘),才对谵妄诊断有意义。思维不连贯是依赖于意识障碍的背景才得以确定,所以不能指望用思维不连贯来诊断意识障碍。

2. 鉴别诊断:出现语速慢要先排除抑郁;出现注意减退、昏暗感和困惑感要先排除人格解体;出现口齿不清要先排除中风;急性计算能力减退要考虑意识障碍,慢性计算能力减退要考虑痴呆;急性定向障碍要考虑意识障碍,慢性定向障碍要考虑痴呆;阶段性遗忘要考虑意识障碍,进行性遗忘要考虑痴呆。

(七)比较

1. 比意识朦胧状态:谵妄和意识朦胧状态都有意识清晰度下降,都有错觉、幻觉、妄想。但朦胧状态因为注意狭窄导致意识范围狭窄,屏蔽了高级思维,故丧失辨认能力;屏蔽了高级情感(对法律的畏惧),故丧失控制能力,故意识朦胧状态比谵妄更易犯罪。注意狭窄是大脑皮质局部的抑制,这种抑制易扩散,故病人易感深睡,有的病人在犯罪现场就睡着了,有的病人在精神检查时还思睡。因此认为,意识朦胧状态比谵妄的意识障碍程度为重。

2. 比神游症:谵妄和神游症都有意识清晰度下降,但谵妄有错觉、幻觉、妄想,而神游症没有。神游症因注意狭窄导致意识范围狭窄,屏蔽了传记性记忆,病人不知道自己的履历;屏蔽了自我身份,病人不知道自己的身份;屏蔽了对熟人和熟地的识别,病人对眼前一切都感到陌生,故离开"陌生地",去寻找归宿地,开始漫游。而谵妄尽管有意识清晰度下降,但没有完全屏蔽传记性记忆、自我身份和对熟人和熟地的识别,故不会漫游。从意识障碍深度来看,由轻到重依次是谵妄＜神游症＜意识朦胧状态＜梦游症。

（八）波动性

谵妄有三个动态特征,一是谵妄可以瞬间波动,时而清楚,时而糊涂,这是脑能量游走在代偿与失代偿之间,你开始问他时,他尚能对答,接连问他几个问题,他就疲劳了,开始心不在焉、不予回答或错答,所以你一"多问",他的谵妄就出现了;二是谵妄昼轻夜重,因为刚睡醒时,经过睡眠的充电,脑能量较充足,到了晚上,脑能量耗尽,谵妄加重;三是随着疾病的减轻或加重,谵妄会缓解或恶化,恶化则向精神错乱状态甚至最小意识状态(仅有视觉追视能力)方向发展。

（九）常见于哪些疾病

谵妄既可见于脑器质性疾病和躯体疾病所致精神障碍、药物中毒,也可见于躁狂。

1. 脑器质性疾病和躯体疾病所致精神障碍:最常见为脑血管病所致谵妄,次常见为痛性谵妄。如果原有痴呆,则更易感谵妄,因为痴呆是慢性认知障碍(有注意减退、近事遗忘、定向障碍、计算障碍),而谵妄是急性认知障碍,故痴呆与谵妄的距离很近,常相互恶化。

例1 男,82岁,脑血管病伴有高血压和Ⅱ型糖尿病,每晚说胡话:"赶快去粮食局开会""军长来看我了""被敌人包围了""我掉在坑里了,快扶我起来"。次日白天意识正常,对昨晚的事大多遗忘。

例2 女,90岁,原有痴呆,1个月前不慎跌倒,左股骨颈骨折,行骨折内固定术,手术前后小便失禁,不认识身边的人,偶尔把女儿叫成姑姑,睡眠昼夜颠倒,夜里喊叫不停,或说些让人听不懂或听不清的话,甚至说已去世多年的人来了。

2. 药物中毒:当服药剂量过大,或通过药物相互作用导致血药浓度过高时,出现意识清晰度下降(例如不认识人、说话听不懂)和可疑幻觉(例如话多、又说又笑),则要考虑是药源性谵妄,以抗胆碱能中毒为常见,伴有药源性尿潴留也提示有抗胆碱能中毒。

病例:男,18岁,之前在院外服用阿米替林＋氟西汀剂量不详,两天后晚上把路上的小汽车看成是救护车,刚睡下又起来,如厕解不出小便,入睡前意识模糊,两手摸空,仿佛在捉虫子,次日遗忘。

3. 躁狂:教科书上说,谵妄是急性脑器质性精神障碍的特征,故一旦出现谵妄,就习惯性考虑是脑器质性精神障碍;如果脑器质性精神障碍的病因找不到,则即使出现谵妄症状,也不敢诊断谵妄,以免逻辑上对不上。实际上,谵妄常见于躁狂。当躁狂出现语无伦次、毁物伤人时,我们会想到急性躁狂,如果躁狂缓解后,病人不记得躁狂发作期间的事情,则要考虑是谵妄性躁狂。

病例1　女,26岁,之前有躁狂-抑郁循环发作史,诊断为双相障碍。十几天前被辞退,不愉快,说自己账户里的钱可被人用意念盗走,说父母不是她的亲生父母,疑有人喝脏了她的茶杯而反复清洗,吵闹,不肯服药。近两天安静下来,除了"账户的钱可被人用意念盗走"外,对其他症状都不记得了。诊断谵妄性躁狂。

病例2　男,48岁,一年半前侄子陷于传销,自己被骗,损失几万元,急性起病,说嫂子是坏人,母亲是佛,外走,眼发直,自语内容听不清,住院用利培酮2 mg,一日2次,住院7~8天时才莫名其妙发现,自己怎么在住院? 住院13天好转出院,出院诊断急性短暂性精神病。目前失眠、发呆、反应迟钝。精神检查:不想干活,没劲,心情不愉快。一年半前发病时感到自己很有能耐,谁也不如他,当时他心里憋屈,压力大,只记得谁来过他那里,来做什么不知道。诊断为双相障碍(抑郁状态),而上一次的发作是谵妄性躁狂。

(十)主要治疗方法

除了治疗谵妄的病因以外,对谵妄的幻觉、妄想、话多、攻击、失眠也应对症治疗,最常用的是奥氮平,老人起始量2.5 mg/晚,成人起始量5 mg/晚。

二、精神错乱状态

1. 概念:精神错乱状态是既丧失周围意识,又丧失自我意识,无完整语言,只有无目的的运动。

2. 病例:男,84岁,每次因骨折或肠梗阻住院,次日就精神失常,表现3天3夜不合眼,连续大声讲话,与幻觉中的朋友聊天、主持会议,或认为自己在危险或灾难境遇中而逃跑,肢体动作很激烈,不时要下床回家或要去办事,如受约束,则更加狂躁(谵妄状态)。3 天后进入睡眠状态,双目微闭,呼吸声较大(咽部肌肉松弛),肢体仍不停有动作,双手抓空,做吃饭动作,脱衣服或扯被单等(精神错乱状态)。口服奥氮平 2.5 mg/早,10 mg/晚,效果不明显,回家后渐减停奥氮平,7～10 天恢复正常,如继续住院,则无论住多久都不会正常,除非原躯体疾病完全缓解,可出病房散步,精神状态才会改善。只要一听到"开刀、肿瘤"之类议论他病情的语言,立即又精神失常。

分析:病因是躯体疾病(骨折、肠梗阻)所致疼痛,诱因是精神因素(包括住院、听说开刀、肿瘤而过度紧张),表现为谵妄(有动作,有言语),3 天后加重,进入精神错乱状态(光有动作,没有言语)。回家后因精神因素解除而缓解;或因躯体疼痛缓解而缓解。

3. 治疗

(1)镇痛:躯体疾病的疼痛是引发谵妄的主因,故在不影响躯体疾病诊疗的基础上,应予镇痛,例如,加巴喷丁第一天:100 mg/晚;第二天:100 mg/早,100 mg/晚;第三天起:100 mg/早,100 mg/中,100 mg/晚,后者是镇静、镇痛药,对疼痛、紧张、失眠有效,但可能引起尿床。

(2)镇静:在谵妄或精神错乱状态期间,不能用苯二氮䓬类药物,因为后者可加深意识障碍。首选奥氮平治疗,老人起始量 2.5 mg/晚,成人起始量 5 mg/晚。

三、梦样状态

当催眠状态时,意识的自我主见抑制,前意识的直觉主见苏醒,开始编织自己的理想故事,即白日梦。前意识的超我抑制潜意识深层联想的能力下降,潜意识深层联想经过伪装,混入前意识浅层,表现幻觉,而这些幻觉是潜意识深层直觉主见编织的,潜意识深层直觉主见与前意识浅层直觉主见相通,所以,梦样状态的幻觉内容很大程度上是受病人的意愿操控的,想什么来什么,真是太过瘾了。病人完全被带入故事性幻觉中,并感到入迷(沉默寡言地专注于强烈的销魂体验),可伴有周围定向障碍,事后对发作时的周围环境经历遗忘。

（一）特征

1. 故事性幻觉：故事性幻觉中可有自窥性幻视,病人对幻觉无自知力,可产生妄想性幻想,仿佛生活在童话里。此时主观背景变暗,仿佛在梦中。

病例：17 岁男性,述去年上课时注意力不集中,眼前突然变暗,仿佛进入了傍晚,要努力才能看清人,看到自己和周围认识的人都变成奇幻小说中的人物,看见自己进入角色,自己能操纵别人动,别人也能操纵自己动。每次发作一节课,有时每节课都发,天天如此。

2. 周围定向障碍：由于病人专注于脑内的故事性幻觉,对现实环境的注意减退,故可伴有周围定向障碍。由于故事性幻觉时有时无,对现实环境的注意减退也时有时无,故周围定向障碍也时有时无。

病例：29 岁的双相障碍男性,因工作没做好,被组长狠批了一顿,次晨出现故事性幻觉。之前与一女生网恋,并发生过关系。现在的故事性幻觉就围绕着他与该女生的关系上展开。幻境中有很多神仙,也有以前的同学和亲戚。当幻觉中的人物告诉病人,你还能和网恋女生在一起,病人就觉得生活有希望,就情绪高涨;当幻觉中的人物打击病人,使病人与网恋女生不得不分开时,病人就情绪低落。那段时间的思维完全被幻觉控制住了,持续了半年时间。病人开始信以为真,后来将信将疑,最后就不信了。幻觉期间顾不上周围环境,昏昏沉沉,有过不认识路的情况。情感缓解半个月内,幻觉也消失了。

3. 对发作期的环境经历遗忘：由于病人专注于脑内的故事性幻觉,而对环境注意力减退,虽然对周围事物还能低水平应付,但缺乏识记能力,故清醒后对发作期的环境经历大都遗忘。

病例：30 岁的双相障碍女性,10 年前首发躁狂(不睡,脑子转得飞快),用帕利哌酮 3 mg/d 缓解。8 年前因闭经而停帕利哌酮,停药后病人脑中有一个理想世界,在这个世界里她是王者,有较模糊的非现实父母,有特别理想的对象,把现实世界的听闻都编入自己的理想世界里,感到在这个理想世界里太舒服了。平时很少说话,在单位宣传科的工作也能干好,曾服喹硫平、丙戊酸钠缓释片、碳酸锂,对脑中那个理想世界无效。前年和去年分别在春节前后发过躁狂(不知疲倦地乱发信息,给同事起各种外号)。去年开始服利培酮 1 mg/早,一周后像梦醒了一样,对这 8 年的事不太记得了,其中包括旅游过的很多地方,也不太记得了,记得 8 年前父母还很年轻,醒后看父母怎么这么老了,其他人也和原来不一样了。

该例的梦样状态对帕利哌酮、利培酮治疗敏感,而对喹硫平、碳酸锂、丙戊酸钠治疗不敏感,说明这种梦样状态与多巴胺 D_2 受体功能增强有关,其中"感到在这个理想世界里太舒服了"是入迷,与激动多巴胺 D_1 受体的关系较大,因为激动伏膈核多巴胺 D_1 受体与期待性快感相关联。

(二) 见于双相障碍

梦样状态见于双相障碍,但梦样状态的入迷与躁狂的情感高涨不是一回事,其鉴别见表 10-3,所以梦样状态不等于躁狂,上例可见,病人的真正躁狂发作是另有表现的。以前教科书上说,梦样状态常见于精神分裂症和癫痫,但精神分裂症是意识清晰的,而梦样状态是一种意识障碍,所以一旦诊断梦样状态,就很难再诊断精神分裂症。至少,梦样状态不是诊断精神分裂症的依据。有的病例报告,梦样状态见于精神分裂症,但事后分析,还是双相障碍。

病例:孙连军等(2003)报告 1 例 24 岁的男性,19 岁时发作一次兴奋、眠差、语言乱,诊断精神分裂症,住院 2 个月,好转出院,2 年前离家出走,出走 2 个月时,因纵火焚烧挖掘机而被拘,送司法鉴定。病人说:"我是 8 月 1 日离家出走,到过美国、日本,我是外星人,来自虚拟世界(故事性幻视),好像回到了 20 世纪 40 年代,周围世界灰蒙蒙的(意识清晰度下降),我是一休,有特殊本领(妄想性幻想),眼睛会发光(感知综合障碍),我听到天机老人喊我的声音,让我点火放信号(幻听)。"氯丙嗪治疗后,30 天缓解。缓解期间,对离家出走去过哪里,以及焚烧挖掘机的过程,均不能回忆(顺行性遗忘),称自己好像是做了一场梦,梦里好像到过美国,感觉那时好像都是夜晚(意识清晰度下降),现在视物才清楚。追溯病史,第一次发作的"兴奋、眠差、语言乱",是躁狂发作,第二次是伴梦样状态的躁狂发作,氯丙嗪治疗缓解,该病人应修正诊断为双相 1 型障碍。

表 10 - 3 入迷与情感高涨的鉴别

类别	入迷	情感高涨
说话	少	多
与人分享愉快的体验	不主动	主动
对别人的感染力	无	有
行为	消极	积极

（三）鉴别

梦样状态的特征是白日梦＋故事性幻觉＋意识障碍，应与下述现象鉴别。

1. 做梦：做梦是在睡眠状态下进行的，而梦样状态是在非睡眠状态下进行的。

2. 白日梦：梦样状态与白日梦都有丰富的情感背景，都沉浸入自己编织的幻想世界，幻想世界都反映出自己的心理愿望，自己都是亲历者，当时都忽视周围环境。梦样状态的平台是前意识浅层，有些梦样朦胧，把潜意识深层的想象当作知觉——幻觉，有妄想性幻想，无自知力，可有环境定向障碍，事后对这段时间的环境经历可遗忘；而白日梦的平台是在意识层，意识清晰，不会将想象当作知觉——无幻觉，无妄想性幻想，有自知力，无环境定向障碍、事后无遗忘，两者鉴别见表10 - 4。

表 10 - 4 梦样状态与白日梦的鉴别

分类	白日梦	梦样状态
意识	清晰(无定向障碍)	清晰度↓(有定向障碍)
幻觉	无	有
妄想性幻想	无	有
自知力	有	无
治疗	碳酸锂、氯硝西泮	利培酮、帕利哌酮

病例：成年男性，跟前女友早已分手，且各自结婚了。自己走路或上班的时候，还会幻想自己在大学里多么优秀地出现在她面前；幻想

以后再见到她时,自己多么成功。这些幻想使他注意力不集中,走路会摔跤,撞上东西,自己也不知为何控制不住地想,使自己无法活在当下。这是白日梦。

病例:双相障碍女性,上课时感觉去了一个陌生环境或去不同年代走了一圈,感觉真实经历了一遍,在想象的那个环境中,吃了东西感觉会饱,走路感觉会累,在那个环境中,她听到有人说话,与现实生活一样,只是换了个陌生环境,当时对现实环境感觉不到,全身心专注在那个陌生环境,有同学说她呆呆的,像走神一样,这是梦样状态。

3. 精神分裂症的幻觉:梦样状态的幻觉是受自己的意愿操控的,要什么来什么,有理想性质、童话性质;而精神分裂症的幻觉不受自己意愿操控,咒骂自己的为多。梦样状态的幻觉发作时常有周围定向障碍,事后不能回忆当时周边发生的事情;而精神分裂症的幻觉发作时无周围定向障碍,事后能回忆当时周边发生的事情。

4. 非真实感:非真实感是客观世界变暗和梦样感,而无故事性幻觉;而梦样状态是主观世界变暗和梦样感,且有故事性幻觉。

5. 谵妄:谵妄与梦样状态都有幻觉,但内容不一样。谵妄的幻觉是不受自己意愿操控的,常为不连贯性、恐怖性,导致病人情感紧张、恐怖,可伴有攻击或逃跑行为;梦样状态的幻觉是受自己意愿操控的,常为连贯性、童话性,导致病人入迷,行为安静。

病例1:23岁男性,有精神分裂症史,因两大腿贯穿性枪伤而做了四次手术,病人在卧床期间,发作性看见天花板上有活的大老虎,看见一群头发遮面、只露出两个眼睛的女鬼来抓他,他害怕,用手打,见什么拿什么打,所以砸坏了电视、电脑,这是痛性谵妄发作。

病例2:16岁男性,被父亲骂,当晚失眠外出,竟走丢了。之后发作性不认识家人,每天看到童话景象5~6次,病人喜欢这种状态,每次2小时,持续10天左右,这是梦样状态。

6. 自己被克隆:自己被克隆是一种妄想性错认综合征。病人认为在其他地方还有自己的复制品(孪生兄弟)。有两种形式:一种是观念上相信其他地方还有自己的复制品(妄想),但实际没见过(无错觉);另一种是既相信其他地方有自己的复制品(妄想),又见过该复制品

（错觉）。梦样状态病人经常游走在现实境遇与幻境之间，便有了现实自我和幻境自我两个身份，易被误诊为自己被克隆。自己被克隆无幻觉、无定向障碍、事后无遗忘；而梦样状态有幻觉、有定向障碍、事后有遗忘。

病例：32岁的分裂情感性障碍男性，说有现实和平行两个世界，这两个世界是同步进行的，没有时差。在现实世界中，我不称心，老爸控制我；在平行世界中，我最优秀，实现了自我价值。平行世界是我脑中看见的，像影子一样存在，虽然听不见，但我完全相信它的存在。这是梦样状态。

7. 神游症：病人对梦样状态发作时的现实环境经历，就像是没经历过一样，只记得生病前的事情，这很像癫痫的神游症。但神游症发作时传记性记忆丧失，不知道家在哪里，不认识亲人，对当时熟悉的环境感到陌生，故要去找归宿地，从而开始漫游；而梦样状态的传记性记忆保留，即使时有周围定向障碍，那也是注意减退引起的，不会引起漫游。神游症在漫游期间不知自己的家在那里，故心境迷茫；而梦样状态是生活在幻境的童话故事中，是心醉神往。神游症结束后，对发作时主、客观事件不能或仅有片段回忆；而梦样状态对客观事件不能回忆或只能片段回忆，但对主观幻境故事可有一定的回忆。神游症结束后不愿交流，不愿回忆神游经历（努力回忆则头痛），情感冷漠；而梦样状态结束后愿意交流，愿意回忆幻境经历。

8. 强迫观念：强迫是被不自愿的、不愉快的观念所纠缠，没有幻觉；梦样状态是自愿的、愉快的专注于故事性幻觉中。

病例1：36岁男性，近7～8年每天早晨一起来，就想到我妹妹的孩子是大便变的，自知荒谬，但摆脱不了。这是强迫观念。

病例2：12岁男性，无聊时就想走路，走路时就想象，开始想象的图像并不清晰，以后渐渐变清晰。例如，想象组装坦克时，每个部件在哪里，脑中都清清楚楚，跟做梦的清晰度差不多，跟手机上查到的图片样清晰；昨晚九点跟补习老师微信聊几句后，又入神走路，问他，说是想象自己与老师在对话，但不出声，他能听到老师的说话声，说这是他的本领。这是梦样状态。

(四) 治疗

梦样状态是在意识障碍背景下出现的幻觉,所以用抗精神病药的中、小剂量即有效,无需像治疗精神分裂症那样大剂量。佚事经验表明,用强多巴胺阻断剂利培酮或帕利哌酮治疗效果好,而用弱多巴胺阻断剂喹硫平治疗效果差。

四、意识内容障碍由轻到重的演化

1. 梦样状态比谵妄:梦样状态的幻觉多为童话性故事情节,内容祥和,引起入迷,很少有破坏行为,社会功能影响小;相反,谵妄的幻觉多为恐怖性内容,内容血腥,引起紧张害怕、攻击和逃跑,无法执行社会功能,故谵妄比梦样状态重。

2. 谵妄比梦呓性谵妄:谵妄能下床,梦呓性谵妄不能下床;谵妄对周围意识只是清晰度降低,对呼喊尚有反应;梦呓性谵妄的周围意识丧失,对呼唤无反应。故梦呓性谵妄比谵妄重。

3. 梦呓性谵妄比职业性谵妄:梦呓性谵妄的自我意识尚存,尚有喃喃自语,言语功能未抑制。职业性谵妄则很少说话或不说话,言语功能基本抑制,只剩下无意识的习惯性职业动作,因职业动作相对连贯,故旁观者尚能看懂(例如,会计会写一长串账目),因此称为有目的的行为,其实是无意识的,故职业性谵妄比梦呓性谵妄重。

4. 精神错乱状态比职业性谵妄:精神错乱状态是既丧失周围意识,又丧失自我意识,无完整的语言,比职业动作的运动更片段,例如伸展、翻身,故精神错乱状态比职业性谵妄重。

5. 昏迷比精神错乱状态:昏迷是既丧失周围意识,又丧失自我意识(特指无梦状态下),既无语言,又无片段运动,故昏迷比精神错乱状态重。

6. 意识层面:梦样状态是处于前意识浅层,认知清晰度下降,病人将潜意识深层来的童话样联想视作知觉,出现童话样幻觉,幻觉中有"我"参与;谵妄是处于前意识浅层,病人将潜意识深层来的恐怖性联想视作知觉,出现恐怖性幻觉,其中无"我"参与,"我"是恐怖性幻觉的旁观者。梦呓性谵妄也处于前意识浅层,不同的是病人注意范围狭窄,对客观注意已关闭,只沉浸在主观注意中;职业性谵妄是处于前意识深层,言语功能已基本关闭,只剩下习惯性职业动作;精神错乱状态也处于前意识深层,言语功能已关闭。对事物的认知只有"有"或"无"的感受,动作比习惯性职业动作更片段。昏迷(无梦状态)则处于潜意识状态,连简单的动作都没有了。

总之,意识内容障碍由轻到重依次为梦样状态<谵妄<梦呓性谵妄<职业性谵妄<精神错乱状态<昏迷。

第四节　自我意识障碍

自我意识有五个属性,包括统一性、同一性、界限性、能动性和真实性。

1. 统一性:是指在同一时间段内,我的精神和躯体活动是一个整体。如果病人在同一时间段内,身体里既有我,又有一个(或两个以上)其他人或精灵存在,则是双重(或多重)人格。

2. 同一性:是指在不同时间段内,我的精神活动都是同一个我。如果病人在不同时间段内,感到一段时间是我,另一段时间是另一人或某个精灵,则是交替人格。

3. 界限性:是指我的精神活动与外界有明确界限。例如,人格解体病人说,我跟我妈是联在一起的,我妈的意思就是我的意思。这就丧失了自我意识的界限性。

4. 能动性:是指我的精神活动是受我的意愿支配的。被动体验是我的精神活动不受我的意愿支配,而是受别人或别的力量支配的。

5. 真实性:是指我感受我的精神、躯体和现实活动是真实的、清晰的。人格解体是我感受我的精神、躯体和现实活动是不真实的、模糊的。

本节只叙述双重人格和交替人格。

一、双重人格

1. 概念:正常人在同一时间内,体内只有自己的人格。双重人格是病人在同一时间内,体内除了自己的人格外,还有另一个人格存在。只不过另一个人格进入意识时,他自己的人格就退到前意识浅层(尚能模糊地认识到)。例如,一位女病人叫李宜,当她抽电子烟时,身上就出现一个叫萨普的人格(豪爽、做事果断、疯狂),此时李宜作为旁观者;当李宜出来时,萨普就作为旁观者。即当一个人格表现出来时,另一个人格就处于觉醒的静默状态。

2. 机制:当潜意识深层的精神活动(携带着直觉主见)经伪装后进入意识时,意识不认识这是自己的精神活动,而视为异己的精神活动,将之视为新人格。当新人格开始"主持"工作(说话、办事)时,原自我人格(旧人格)就退入前意识浅层静默;而当旧人格开始"主持"工作(说话、办事)时,新人格就退入前意识浅层静默。仿佛一个舞台上站着两名相声演员,在一个瞬间,只有一名演员在说话,另一名演员看着对方。这就可以解释,双重人格事后对发作过程能回忆。因为旧人格要么是在自己"主持"工作,要么是在看着新人格"主持"工作,自己并没有睡着。

3. 补偿:当抑郁时,意识专注自我人格的消极方面,而自我人格的积极方面沉入潜意识深层。当开始转躁时,自我人格的积极方面从潜意识深层变身进入意识,意识不再认识那是自我人格,而视为新人格,故抑郁时自我人格尽是缺点,新人格尽是优点。例如,一位双相女病人叫李宜,把缺点归自己,把优点归新上身的人格萨普,萨普人格豪爽,做事果断,疯狂,类躁狂。

4. 发泄:癔症的分离性障碍女性可借双重人格而情感暴发,通过情感暴发来缓解压抑的情绪,自己又不用承担情感暴发时带来的失态。例如,54岁女性,先感到躯体不适(身上发麻、发抖,心里发闷,打嗝),20分钟后大仙附体,刚附体时脑袋摆动,说一些"能帮人看病"之类的话,附体20分钟左右,开始又唱又哭,又蹦又跳,完成一系列行为后,大仙离开,病人感觉身体舒畅。说明是大仙帮病人发泄了心中的烦躁情绪。

5. 伴发

(1)幻觉:幻觉与双重人格中的新人格均来自潜意识深层,不同的是,幻觉是虚幻的知觉,新人格则是异己思维、情感、行为的复合体。两者常相伴现。

(2) 躯体人格解体:双重人格可以是对躯体人格解体的继发性解释。例如,病人觉得自己身体不完整(有一部分感受不真实),好像是与那个学霸共同占有自己的身体。

(3) 转换症状:在大脑保护性抑制背景下,可出现转换症状和分离症状。双重人格作为一种分离症状,当然可伴有转换症状。

6. 鉴别

(1) 两个对立观念:如果病人觉得脑中有两个相对立的观念,这两个观念都属于自己,则不算是双重人格。例如,抑郁时真实的自我不想与人交往,什么都不想干;而另一个自我觉得应该多交友,多干活。这不算是双重人格,只是自我主见中感性部分和理性部分的矛盾。

(2) 假性幻视:病人可把假性幻视中的精灵当作另一个自我,加上自己,故称两个自我,这时要甄别,这个精灵占不占据自己的躯体和脑空间(例如,用不用病人的嘴说话,用不用病人的躯体做事),占据了就是双重人格,不占据就是假性幻视。

(3) 创伤性回忆:创伤性回忆是脑中摆脱不掉的伤心回忆,回忆中的人物并不占据病人的躯体和脑空间,故不是双重人格。例如,我的身上好像装着初中所有伤害过我的人,所有伤害过我的方式,不管在哪,都放不下来。这是创伤性回忆,不是双重或多重人格。

二、交替人格

1. 概念:交替人格是当新人格出现时,原自我人格(旧人格)消失;下次当新人格消失时,旧人格再现。新、旧两个人格从不照面。就像两个单口相声演员,轮流上台演出,一个演完后从左边下台回后台睡觉,另一个从右边上台演出。两个演员从不照面,互不知道对方演的什么内容。这就可以解释,交替人格缓解后,旧人格对新人格的发作过程遗忘。

2. 机制:交替人格是潜意识深层的精神活动(携带着直觉自我)经伪装后进入意识,意识不认识这是自己的精神活动,将之视为新人格,同时,原有的旧人格沉入潜意识浅层,新人格取代了旧人格,在病人身上说话、做事,主持"工作"。下次新人格由意识沉入潜意识深层,旧人格从潜意识浅层又回到意识。

3. 表现：交替人格的"新人格"总比旧人格强势。仿佛是从潜意识深层调来的救兵,是来帮助病人泄愤、承担痛苦、安慰病人。

(1) 泄愤：交替人格中的新人格取代了旧人格,开始说话、做事,帮旧人格发泄其不敢发泄的不满,由于不是旧人格干的,故旧人格无需为之担责。

(2) 承担痛苦：当病人想起痛苦的事而心理不能承受时,新人格就像观世音一样及时出现,取代旧人格行使精神职能,等情绪平稳,心理能承受时,新人格悄然退出,旧人格再次接替新人格,行使精神职能。如果病人想起痛苦的事而心理不能承受时,新人格又不能及时出现,会出现转换症状(如胸闷、胸痛)或分离性晕厥,在分离性晕厥期间,旧人格沉入潜意识浅层,事后不能回忆。醒来后,如果旧人格还在潜意识浅层,新人格已进入意识层面主事,这就是交替人格,等情绪平稳,旧人格回到意识,新人格回到潜意识深层,就回到了正常状态。

(3) 安慰病人：当病人抑郁时,新人格会间断性出现来安慰他。例如,一位 15 岁女性叫李宜,3 年前情绪低落,半年后说有两个好朋友陪着她,保护她,一个叫萨普,萨普勇敢、正义、能帮助她;一个叫丽莎,丽莎善良、善解人意,能安慰她。这两个朋友通过日记与她交流。具体操作是病人在笔记本上写了日记,睡着后,又起来以萨普或丽莎的身份在笔记本上给病人写回信,写完信后又去睡觉,一觉起来,回到李宜的身份了,所以日记本上留下病人与萨普和丽莎的交流笔记。

4. 过程

(1) 旧人格消失和新人格出现同步：例如,病人说："我的魂离开身体,而另一个魂进入了我的身体。"这是交替人格。如果旧人格(包括自我主见)消失,新人格(包括直觉主见)持续不出现,就处于失魂状态,即灵魂缺失。新人格出现后,就比灵魂缺失多了一道病变。所以说,交替人格的性质比人格解体的灵魂缺失重。那为什么交替人格却比灵魂缺失的预后好呢？ 因为交替人格是在应激后急性发作,应激缓解,交替人格不久就消退,故预后好;而灵魂缺失的人格解体通常是持续脑能量不足引起,呈慢性病程,故预后差。如果是急性应激,吓得没魂了(灵魂缺失),则恢复起来也快。但在吓得没魂的人群中,为什么只有少数人会出现新人格呢？因为这些人的脑边缘系统多巴胺能升高,增加潜意识深层活性,从而增加出现新人格的潜力。

（2）旧人格尚未消失,新人格就出现:在应激期间,旧人格尚未消失,新人格已经抢先出现,表现双重人格,待旧人格沉入潜意识浅层后,才变成交替人格。这说明,双重人格比交替人格为轻。

5. 伴发:交替人格的发生背景是催眠状态,而催眠状态下还可伴发其他精神症状,故交替人格可伴发其他精神症状,包括以下 7 种:

（1）错觉:催眠状态是处于前意识浅层状态,认知不清晰,易错认人,错认人可继发相关妄想。

（2）幻觉:催眠状态是处于前意识浅层状态,超我的稽查能力减弱,潜意识深层的联想经伪装后混入意识,表现幻觉。

（3）定向障碍:当右前额皮质腹内侧部的面部敏感细胞抑制时,则不认识当下的环境和熟人,导致地点和人物定向障碍。

（4）情感暴发:当皮质抑制时,皮质下的原始情感脱抑制性大暴发,表现笑、唱、舞、哭、骂、滚,持续时间 20 分钟以内。

（5）人格解体:当对周围环境感知抑制时,引起环境人格解体;当对自我躯体感知抑制时,引起躯体人格解体;当对自我精神感知抑制时,引起精神人格解体。

（6）分离性晕厥:当皮质和皮质下均抑制时,引起分离性晕厥。

（7）转换症状:当大脑处于催眠相时,自我主见抑制,直觉主见苏醒,潜意识暗示直觉主见,你如果有病,就可以回避那些烦恼的事,于是,直觉主见引起功能性神经损害症状,如失明或失聪。

病例:一位年轻女性,想到既往上学时不愉快的事,眼前就雾蒙蒙的(环境人格解体),不知身在何处(地点定向障碍),然后听到公主、小熊在说话(幻觉)。接着公主和"我"都在自己身上(双重人格),然后公主独占身体,"我"消失了(交替人格)。公主恨欺负"我"的同学,恨爸爸把"我"送进欺负"我"的那所学校(这是"我"平时不敢对爸爸发泄的不满)。当时病人不认识父母(人物定向障碍),妈妈给病人服药,病人错把妈妈认作是她同学(错觉),说要害她。然后慢慢倒下,晕了过去(分离性晕厥),事后对晕厥过程有部分回忆(说明晕厥期间有部分时间,旧人格已回到前意识浅层),事后病人说,其实我是爱爸爸的。

6. 鉴别

(1) 双重人格:当病人说有灵魂(或鬼神)附体,并以附体者的口吻说话、做事时,医生要问:当附体时,你自己的灵魂还在不在身上?"在"就是双重人格,"不在(例如说灵魂到天上去了)"就是交替人格。双重人格事后能回忆;交替人格事后不能回忆(如果能回忆,说明旧人格虽在潜意识浅层,但没睡着,"眼睛"还是睁着的,能感知意识的精神活动)。

(2) 人格转换:交替人格和人格转换都相信自己变成了另一个人,与家人关系疏远。但交替人格有声调、行为的改变,沉浸在新角色中,其生日也不再是原来的生日;而人格转换无声调、行为改变,不沉浸在新角色中,其生日仍是原来的生日。交替人格是"原有旧人格"真的换成"新人格"了,是一种意识体验,而人格转换只是在"原有旧人格"上贴上一个新身份标签,是妄想信念。例如,一位女病人叫李宜,因与父亲关系不好,所以跟奶奶姓张,叫张雨兰,但只是改个名字,而心灵、声调、行为还是跟原来的李宜一样,这是人格转换。相反,当李宜变成萨普时,声音变粗,生日由原来的 8 月份改成 3 月份,这是交替人格。

7. 治疗:不针对交替人格本身,而是针对引起交替人格的应激因素给予治疗,例如抗焦虑(氯硝西泮起始量 0.5 mg/早,1 mg/晚)、抗抑郁(帕罗西汀起始量 20 mg/早)、抗失眠(喹硫平起始量 25 mg/晚)。如果这个应激因素是双相障碍,则要用心境稳定剂(碳酸锂缓释片起始量 300 mg/早,300 mg/晚)和不典型抗精神病药(躁狂用齐拉西酮起始量 20 mg/早,20 mg/晚,抑郁用鲁拉西酮起始量 20 mg/晚饭后即服)治疗。

人格解体属自我意识障碍,因内容多,所以辟第十一章专述。

人格解体

　　人格解体是对自我精神、躯体、现实活动的感觉变模糊或消失，原因是脑能量代谢不足，导致脑功能抑制。人格解体分为现实人格解体、躯体人格解体、精神人格解体，三者可独立存在，也可联合存在，以联合存在为多。

第一节　现实人格解体

　　现实人格解体是对周围环境的感觉减退和消失，其中感觉减退是不真实感（非真实感、非现实感），感觉消失是现实缺失。

一、不真实感

　　不真实感是对外界事物的感觉不真实，对外界的感觉处于前意识层。不真实以视觉为主，听觉为次，其他感觉再次。其中视觉不真实包括亮度下降、分辨率下降、立体感下降、疏离感和间歇性意识。

　　（一）亮度下降

　　当亮度下降时，病人看事物发黑、发灰、发深蓝色，要周围的光线很亮时才觉得亮。视觉皮质的兴奋性仿佛是一盏灯，兴奋性下降就是这盏灯变暗，照明范围缩小，引起视角狭窄。正常人视角是 120 度，视角狭窄时可能只有 80～90 度，严重时只有乒乓球大的管状视野，管状视野时过马路难以避让汽车，故不敢过马路。

　　（二）分辨率下降

　　1. 表现：就是看事物的清晰度降低。正常人的眼睛比方是八百万像素，而病人的眼睛只有八万像素。像在梦里或醉酒时看事物，很费劲，无法聚焦。病人怀疑有近视眼，去眼镜店测试也不是。由于看事物像在梦里或想象中那样模糊，故易将现实、做梦、想象之间混淆。病人困惑:"我是真的在游泳池边?还是想象自己在游泳池边?"

2. 误撞:因为看事物无法聚焦,所以在家行走时经常撞到家具,出门感受不到玻璃的存在,会撞上玻璃。不敢开车,怕出事故。

3. 回忆模糊:因为视物不清,所以识记模糊,因为识记模糊,所以回忆模糊,"回忆这几年来的不真实感,就像是一场梦"。

4. 成像变慢:当视觉皮质兴奋性下降时,视觉成像的速度也减慢,对运动快的事物,如运动中的汽车或电瓶车,会看糊掉。甚至对往来运行的车辆感觉不出来,一辆停在路边的汽车,像凸出来一样,两者不在一个平面上。这是对运动中的车辆来不及成像,而对停在路边的汽车立体化成像的结果。

(三)立体感下降

1. 表现:看外界事物就像是看一幅平面画,别人在画内,自己在画外。"看人感觉像是纸片人""看马路上像看电影一样,立体变平面",难以判断车辆的远近,故不敢过马路。

2. 机制:视觉皮质上有一种成像差异敏感细胞,该细胞能将左右眼看到的成像差别综合成立体图像。当差异敏感细胞兴奋性不足时,综合能力就下降,左右眼看到的成像差别在差异敏感细胞上不能综合,故成像不清晰;也因为不能综合,故成像变平面。视物越近,左右眼看到的成像差别越大,故成像不清晰和成像变平面就越突出;相反,视物越远,左右眼看到的成像差别越小,成像不清晰和成像变平面就越不明显。

3. 成像立体化变慢:由于差异敏感细胞兴奋性不足,成像立体化速度变慢,故看快速移动的物体(如行驶的汽车)来不及立体成像,只能感知到平面画面,且觉得运动得过快。例如,病人晚上骑自行车出去,感到夜景像平面画面一样飕飕穿过。

(四)疏离感

疏离感包括变淡感、隔层感和玻璃球感。

1. 变淡感:病人看事物像隔一层雾、一层纱、一层半透明膜,故视物变淡,淡的要消失。病人说,"事物近在眼前,却像隔着千山万水那样遥远和虚无缥缈""世界变淡了,淡得像山水画一样""自己像在腾云驾雾一样"。

2. 隔层感：病人感到像被隔离在一个密闭的空间里，通过一层玻璃罩（透明隔膜）与人交流，自己无法触碰外界，对生活无参与感。

3. 玻璃球感：就是玻璃罩由一层变成多层，自己像待在混沌的玻璃球里一样，此时处于前意识深层状态，看外界只有光感或指数水平。而隔层感和变淡感尚处于前意识浅层状态。

（五）间歇性意识

1. 概念：间歇性意识表现为看外界事物出现卡顿感和静止感。卡顿感是病人看动态事物画面有一顿一顿的感觉；静止感是看动态事物画面像是静止了一样，看别人是定格人，感觉不到街上的车辆在流动。

2. 机制：病人持续处于潜意识浅层，间歇地进入意识层。当潜意识浅层比意识层的时间比为 4：1 时，即每 5 秒钟只有 1 秒钟能看到动态事物成像，所以动态事物看上去是一顿一顿地呈现，这种时间比越大，卡顿感就越重。当这种时间比增至 100：1，则病人只是偶尔看到外界成像一次，故看到外界的人和车辆是定格的。

（六）听觉不真实

自己像被隔离在一个密闭的空间里，听外界的声音像是隔一层，离自己很远，或不像是自己直接听到的，而是经过一次中转，从而衰减了声音的响度、清晰度和真实度。

1. 衰减响度：好像听不到声音，要凑近听。外面的汽车声、其他声音都小得几乎听不到，自己说话也听不到自己的声音。

2. 衰减清晰度：自己听不清别人说话，要反复问。

3. 衰减真实度：自己看到别人的嘴在动，也能听到声音，但声音好像不真实，像是梦中听到的。

（七）其他感觉不真实

1. 嗅觉减退：经常闻不到饭菜的香味，只有特别浓郁的味道才能闻到。

2. 味觉减退：味觉没以前灵敏，吃东西没以前那么有味。

3. 触觉减退：感觉自己处于一个密闭的空间内，对外界触觉不清晰。

4. 温觉减退:夏天虽然出汗,但感觉不到热;冬天没穿毛裤,但感觉不到冷。

二、现实缺失

1. 概念:现实缺失是感受不到周围的环境,是一种持续的隔绝感。病人说:"家人就在旁边,但我却感觉不到"。又如,"我每次跟父母激烈争吵后,感到很恍惚,感觉不到外界,持续3～4天。"这是玻璃球感的进一步恶化,是从前意识深层降至潜意识浅层,对外界感觉消失。

2. 波动:现实缺失并不稳定,通过某种刺激,又能暂时回到前意识或意识中来,病人说,"如果提醒,我能看到医生;如果不提醒,就没意识。"这是间歇性意识。

3. 以视觉缺失为主要参考指标:按理说,听觉缺失和其他感觉缺失也是现实缺失。但实际上,现实缺失是以视觉缺失为主要参考指标的。

三、鉴别

病人说:"活得不真实,像在梦中",这时别急着断定是不真实感。不真实感是专指对外环境的,例如,看外界不生动,是死气沉沉的感觉。如果病人感到自己活得不真实,是灵魂模糊;感到思维像做梦一样不清晰,是思维模糊。

四、影响因素

1. 亮度:当主观看事物的亮度下降时,环境亮度增加(晴天)就倾向减轻,环境亮度下降(阴天或傍晚)就倾向加重;如果是分辨率下降,环境亮度增加(日光下)就倾向加重,环境亮度下降(黑暗中)就倾向减轻。

2. 昼轻晚重:经过一夜休息,脑兴奋张力早晨较高,疏离感倾向较轻;经过一天劳累,脑兴奋张力傍晚不足,疏离感倾向加重。当疏离感重到一定程度时,全天节律无变化。

3. 休息和放松:睡眠充足减轻不真实感;心里放松、专注劳动时减轻不真实感。喝酒喝到心里放松,减轻不真实感;服氯硝西泮减轻紧张,促进放松,减轻不真实感;服喹硫平减轻紧张,减轻不真实感;服帕罗西汀和舍曲林减轻紧张,减轻不真实感。

4. 紧张和疲劳：焦虑、社交恐怖、环境嘈杂时加重不真实感；疲劳加重不真实感；手淫引起疲劳，加重不真实感；饮酒、服氯硝西泮、奥氮平、喹硫平或艾司西酞普兰加重疲劳，加重不真实感；服拉莫三嗪和乙酰半胱氨酸改善疲劳，改善不真实感，但效果不持久。

5. 剧烈争吵或剧烈运动：剧烈争吵或剧烈运动（跑步）能一过性提高脑兴奋张力，一过性改善不真实感。

由上看出，一种物质（酒精）或药物（如氯硝西泮、喹硫平）可能通过不同作用途径，分别改善或恶化不真实感，所以服同一种药物，有的人减轻不真实感，有的人却加重不真实感，这要看个体对哪种作用途径更敏感。

第二节　躯体人格解体

躯体人格解体有两种：轻的是躯体不真实感，重的是躯体感觉缺失。还可伴有深感觉和生理感受缺失。

一、躯体不真实感

躯体不真实感可有四种表现形式：异质感、空虚感、分离感和异己感。

1. 异质感：感觉身体凝固住了，像石头做的、铜做的、木头做的，是假体。这种异质感尚有自我属性，感觉信号尚在前意识层。

2. 空虚感：是对躯体的质感变空虚。例如，牙齿明明是完整的，却有牙齿像快掉光的感觉。又如，全身就像是一个空纸箱子一样，里面什么东西都没有了。这是躯体感觉沉入潜意识浅层之故。

3. 分离感：躯体一部分与另一部分分离（例如，脑袋与身体分离），这是躯体两部分连接处的感觉处于潜意识浅层，病人感受不到连接区。

4. 异己感：是对自身躯体有陌生感，缺乏熟悉感。好像是自己灵魂附在别人躯体上沾着一样，有一种借尸还魂的感觉。这是感觉信号从潜意识深层回到意识层，意识不认识这是自己的感觉信号。

二、躯体感觉缺失

躯体感觉缺失是感觉不到自身躯体的存在,可视作对自身躯体的阴性幻觉,这是躯体感觉处于潜意识浅层之故。包括全部躯体感觉缺失、局部躯体感觉缺失。

1. 全部躯体感觉缺失:就是感觉不到整个躯体的存在,病人说"我是空气,空气可以从我的身体里自由穿过"。此时病人用手掐一下自己,激起疼痛,以证明自己躯体的存在。

2. 局部躯体感觉缺失:是感受不到自己躯体的局部。例如,感觉不到头的存在;又如,感到左小指的筋少了一块。

三、深感觉和生理感受缺失

1. 深感觉缺失:包括无重力感(走路像在飘一样)、无脚踏实地感(走路像踩棉花一样)和无体位感(感觉不到自己的体位,坐下跟站着一样)。

2. 生理感受缺失:感受不到困、累、饿、渴、饱、痛、冷热、心悸和尿意。

四、鉴别诊断

1. 内感性不适:内感性不适是感到体内有难以忍受的不适,但说不清性质,其描述无法归入任何医学术语。例如,肌肉不是酸,不是疼,而是从肌肉深处发出的一种难受。而局部躯体感觉缺失是感到少了一块。例如,病人感觉左下腹缺一块,摸上去又不缺,手一离开又感觉缺一块。

2. 体内幻触:病人说,"胸口有个20厘米的大洞,与背后洞穿"。这是局部躯体感觉缺失,因为是胸部少了一块,易被误诊为体内幻触,体内幻触是无中生有的知觉,如胸中有一颗子弹,而局部躯体感觉缺失是明明有,但他感觉没有。

3. 感知综合障碍:感知综合障碍是总体知觉正常,只是对某个感觉属性感知不正常。躯体不真实感是符合感知综合障碍定义的,但躯体不真实感应从感知综合障碍中析出。就像环境不真实感也符合感知综合障碍定义,但也从感知综合障碍中析出一样。

4. 虚无妄想:躯体感觉缺失是感觉不到躯体全部或局部的存在,

但只是主观感觉,有自知力;如无自知力,则由"感觉"上升为"坚信",称继发性虚无妄想。

5. 灵魂缺失:病人说"感觉不到自我"。医生应追问,是感觉不到自我精神,还是感觉不到自我躯体?前者为灵魂缺失,后者为躯体感觉缺失。

6. 灵魂模糊:精神支配躯体(神经向下传导)的能力减退称灵魂模糊,例如,脑无法支配嘴歌唱;而躯体感觉(神经向上传导)减退或缺失称躯体人格解体。

五、影响因素

1. 运动:静下来时深感觉上传冲动减少,感觉皮质倾向抑制,躯体人格解体加重;运动后深感觉上传冲动增加,感觉皮质倾向激动,减轻躯体人格解体。

2. 应激:面对应激,脑产生相应的兴奋反应,当兴奋超过脑的承受力时,引起保护性抑制,当感觉皮质被抑制时,出现躯体人格解体。氯硝西泮抑制脑对应激的反应性,使脑不至于产生保护性抑制,已有氯硝西泮改善躯体人格解体的报道。

3. 疲劳:疲劳时感觉皮质的抑制加重,故加重躯体人格解体。

4. 催眠:催眠时感觉皮质抑制,可引起躯体人格解体,但催眠是暂时的,故引起的躯体人格解体也是暂时的,预后好。氯硝西泮加重感觉皮质的抑制,也有加重躯体人格解体的报道。

第三节 精神人格解体

一、注意障碍

1. 注意减退:见第 65 页。

2. 注意狭窄:见第 66 页。

二、记忆障碍

1. 分离性遗忘:见第 73 页。

2. 旧事如新症:见第 78 页。

3. 记忆模糊:是一种记忆遥远感。刚发生的事,回忆起来就像是几年前发生的事,几年前发生的事,回忆起来就像是几百年前发生的事。这是回忆表象的清晰度下降所致,即回忆表象只能达前意识浅层水平。

三、思维缺失

思维缺失是病人有思维,但自己感知不到思维的存在。病人说,"脑子空白,没有思维"。

（一）机制和诱因

1. 机制:思维缺失是思维沉入潜意识浅层之故。意识不能理解对方在说什么,也不知该怎么回答。可是,因为思维在潜意识中还在运转,所以没过脑子,随口说说,反而是正确答案,即精神自动症。因没过脑子,所以说了些什么,事后自己也不记得。

2. 诱因:心理应激或过度疲劳导致脑能量不足,促进思维缺失的发生。脑能量不足还可伴有其他疲劳症状,例如打哈欠、眼神呆滞、视物模糊、听力下降,想卧床休息,发作性出神。当中央前回下、中部能量不足时,头颈到背侧的上运动神经元抑制、下运动神经元脱抑制性兴奋,导致后脑到背部的肌张力增加,后背两侧肌肉会不自觉地向中间挤压;当右顶叶能量不足时,空间记忆丧失,不认识路。

（二）起病和病程

1. 起病形式:① 急性发作:在应激状况下可出现急性思维缺失。例如,惊恐发作时脑子一片空白;又如,社交恐怖病人见医生就紧张,脑子一片空白,无法表述症状。急性思维缺失往往是一过性的,不为精神科所重视。② 慢性加重:人格解体障碍是进行性脑能量不足所致。病人说,以前积淀的思维信息在一天天越少、思维广度越来越窄(岛状思维)、思维清晰度越来越差(思维模糊)。最终失去联想,无法思考。

2. 缺失过程:① 先抽象后形象:形象思维先发育,抽象思维后发育。当脑能量不足时,先抑制抽象思维,后抑制形象思维。例如病人说,做事情只能做眼前能看见的简单事情,没了抽象思维,无法展开抽象联想。② 先模糊后缺失:开始是思维模糊,之后思维缺失。

3. 病程波动:休息充分,脑能量得到修复,思维由潜意识回到意识,病人感到又有思维了;稍有疲劳,脑能量再度耗竭,思维由意识沉入潜意识,病人感到又没思维了。病人说,遇到人可与他们聊一会,但不能聊太多,否则就易思维空白。

（三）后果

思维缺失导致:① 理解困难:看不懂书,听不懂话。② 不能有意识地思考问题(例如,规划未来)和有意识地做事。③ 可以下意识地做事:因为潜意识思维还在工作,所以可做自己熟练的常规工作(例如做数学题),但做归做,却感受不到自己的思维。

（四）鉴别

1. 思维迟缓:思维迟缓是说话短、少、低、慢,思维缺失说话并无短、少、低、慢;思维迟缓是主诉脑子变笨、变慢;而思维缺失是主诉脑子变空,没思维。

2. 思维中断:思维中断是之前正在思考的内容瞬间沉入潜意识(就像百慕大沉船一样),找不到了,想不起来刚才在想什么,后面重启一段与之前无关的思维;而思维缺失是思维内容持续沉入潜意识,持续感受不到思维。

（五）治疗

1. 药物治疗:个案病例表明:① 服用拉莫三嗪(安闲)后,改善岛状思维,思维变开阔了;② 服用托莫西汀 20 mg/早,会有一点思考能力;③ 服用氯硝西泮,改善思维缺失不明显。

2. 自我护理:不要过于关注思维缺失,节省脑能量,思维缺失就不易加重。相反,过于关注思维缺失,企图代偿性思考,增加脑能量消耗,思维缺失就会加重,还导致头痛。

（六）思维缺失的轻型——思维模糊

1. 概念:思维模糊是尚能感觉到思维,只是思维质量不如正常清晰。

2. 机制:当思维沉至前意识浅层时,思维就变模糊,当思维时而在前意识浅层,时而在前意识深层时,思维就断断续续。

3. 后果:思维模糊可致三种后果:① 理解变慢:别人说话少而慢,尚能听懂,多而快就听不懂。② 表达困难:因为思维模糊,逻辑理不顺(语序颠倒),找不出最适合的词来表达,只能用近义词来替代(错语症),不能用简洁的言语表达,而是重复用词,导致别人听不懂,表现诡辩性思维。③ 思考困难:分析事物不清晰、不全面、不深刻。

四、情感缺失(情感麻木)

(一)概念

情感缺失是存在思维判断,有情感反应,但病人却体会不到情感反应,这是情感反应沉入潜意识浅层之故。例如,情感缺失病人看到对面一个人走来,心里就有判断(长得美丑、打扮的得不得体),但体会不到好恶感。

(二)机制

情感缺失是意识自我主见的感性部分沉入潜意识浅层,而理性部分尚在意识层。这就可以解释,病人感受不到情感体验(因为缺乏感性),但却知道应该有这种情感体验(因为理性尚存)。情感应激、傍晚劳累,会加重情感缺失。经过一夜睡眠,早晨情感缺失减轻。抑郁严重时也可出现情感缺失,此时的节律是晨重夕轻。

(三)感受

情感缺失是既感受不到正面情绪,也感受不到负面情绪。

1. 感受不到正面情绪:① 感受不到兴奋:听到令人振奋的曲子,感受不到震撼感;恋爱时,感受不到喜欢一个人的兴奋感。② 感受不到快乐:看搞笑的电影笑不起来。③ 感受不到喜欢:看着自己的儿子无动于衷,看着老公,想起曾经快乐幸福的画面,感觉怎么会和这个"生物体"有情感?

2. 感受不到负面情绪:① 感受不到抑郁:病人因病休学,边说边流泪,心里却感受不到抑郁情感。② 感受不到焦虑:病人害怕这病将来治不好,很焦虑,但心里却体会不到焦虑。③ 感受不到恐怖:病人说,就算别人要杀我,威胁到我的生命,我也没感觉。④ 感受不到悲伤:病人说,你就是突然告诉我,我父亲死了,我也感受不到伤心。⑤ 感受不到羞耻:遇到尴尬不会脸红,不会不好意思。⑥ 感受不到生气:病人说,"这事我该生气,可我怎么就气不起来呢?"

（四）社交

1. 感觉自己在装：遇到外界刺激，因体验不到情感，直觉上不知该有什么情感反应。但理性上知道这种表情反应很重要，故装出相应表情，并非由衷而发，是表演出来的。

2. 感觉别人在装：因体验不到自己的喜怒哀乐，故不能揣度别人内心的喜怒哀乐，直觉上觉得别人的喜怒哀乐是在表演，在装，故不愿与人对视，感觉别扭。

3. 不会谈对象：男病人对女友只能当小猫、小狗这类宠物来爱，体验不到对方的情感，就学着别人的套路，别人送花他送花；别人陪女友逛马路，他也陪女友逛马路，表面上敷衍着做，心里毫无感受。对女友也没什么想法，故无法恋爱。

4. 说话易得罪人：正常人凭着自己的情感，揣度对方的好恶，投其所好，避其所恶，故交流起来很投缘。情感缺失病人不能揣度别人的好恶，想说什么就说什么，有时会说到对方的痛处，惹人不高兴。

5. 无差别交往：因为感受不到好恶，所以对周围人态度无亲疏之分，都一样。跟谁都能谈得来，反正心里没感情，像木偶一样与人交流。

（五）看人看世界

1. 看人就像是看蜡像：情感缺失病人不能揣度别人的情感，看别人在说、在动，直觉上不理解他们为什么在说、在动，好像他们是蜡像在说、在动。看别人换手机、买衣服，直觉上觉得很无聊。看街上熙熙攘攘的人群忙来忙去，直觉上不理解他们在干什么。

2. 看世界：病人感受不到春天的生机勃勃，感受不到阴雨天的伤感惆怅，感受不到过年的气氛。

（六）旁观角度

1. 旁观者回忆：病人回忆既往自己的伤心事（被同学欺负），直觉上像是在回忆别人的事，无情绪波动，称旁观者回忆，是对既往伤心事的情感缺失。

2. 旁观者视角：因没情感体验，故看世界和看自己都超冷静，不带任何情感色彩，没那种临场紧张、恐惧和痛苦的体验，这叫旁观性视角。

（七）做事

1. 缺乏动力：因感受不到正面情感，故感受不到价值与意义，故失去目标和动力。只靠判断该怎么做，然后行尸走肉地去执行。

2. 缺乏灵感：因体验不到情感，故找不到写作灵感。

3. 缺乏害怕：喜欢在人多的地方玩双节棍，家人说会伤到人，也不听。

4. 寻找刺激：喜欢看有激情的电影，以激起情感反应，但没看几次，就再也激不起情感反应了。

（八）反应

1. 主诉：病人主诉："我的情感呢？我怎么没情感感受呢？很多人跟我说，叫我别在意，我也试着不在意，可我没法不在意，想找回曾经的激情"。

2. 求索：因感受不到情感，故不知活着的意义是什么，就像一个活死人。但又不甘心做活死人，于是在想："我的人生目标是什么？我应该以什么样的方式生活？"由于缺乏情感体验，缺乏价值感，故找不到自己认同的人生目标，于是苦苦求索，消耗了很多的脑能量，加重了情感缺失。

（九）恢复

1. 时隐时现：情感缺失行将恢复时，有两种迹象：① 似是而非：好像感受到情感，又好像没有，情感游离在能深切感受与无感受之间。② 时有时无：有时能感受到情感，有时又感受不到。

2. 有多有少：有些情感感受不到（如感动、激动），有些情感感受得浮浅（如悲伤），有些情感则能正常感受到（如快乐）。

3. 恢复顺序：情感体验的恢复顺序是先恢复低级情感（与私我有关的情绪，例如快感、易激惹），后恢复高级情感（与超我有关的情感，例如责任感、道德感、羞耻感、爱心）。病人说："我花钱大手大脚，只要自己舒服就行（快感），但不知经济来源不易（责任感减退）。"

（十）鉴别

1. 非真实感：病人说"我感觉与别人在两个世界"。如果是我与外界隔一层罩子,这是非真实感;如果是我的情感不能理解这个世界,这是情感缺失。例如,我与父母不能心灵沟通,像进入另一个世界一样。这是情感缺失。

2. 快感缺失:快感缺失是感受不到正性情感,但照样能感受负性情感。病人说:"我对痛苦十分敏感,但对快乐十分迟钝。"而情感缺失是对正性和负性情感一律感受不到。病人说:"对高兴不会被感染;对悲伤不会被触动;对冒犯不会被触怒,情感像是死水一潭,无任何起伏"。

3. 情感淡漠:情感淡漠与情感缺失都是感受不到情感。情感淡漠本身就缺乏情感反应,故感受不到,当事人认为这是正常的,无自知力,也不着急。病人说,"我不受情绪干扰,所以我比其他人更高级"。这是情感淡漠。而情感缺失是有情感反应,只是自己感受不到,当事人认为这是异常的,故有自知力,感到着急。例如,"我现在情感淡漠了,对什么都没反应,别人看我很正常,但我自己痛苦不堪"。在临床上,只要病人自述:"我有情感淡漠,希望治疗",这就不是情感淡漠,而是情感缺失。情感淡漠说话缺乏温度,例如,"人类的情感是多余的";而情感缺失说话是有温度的,例如,"我的小房间里被我装饰得很好,收拾得很干净,但我却感受不到这种舒适感和幸福感"。

4. 情感模糊:情感缺失是感受不到情感的存在,而情感模糊是感受情感反应的阈值提高了,导致对情感体验的强度减弱,持续时间缩短。只有遇到强烈的负性事件刺激时,才能感受到愤怒和难过,但过不了几天就恢复了。

5. 交替人格:情感缺失病人过去能体验到情感,现在体验不到情感,为将这两者区别开来,称前者为"我",称后者为"新我",以彰显"新我"的不正常。不同时间表现出不同的人格,称交替人格。可是这里的"我"和"新我"之间,不是真正意义上的两种人格,而是前者是有情感体验的自己,后者是无情感体验的自己。

（十一）治疗

情感缺失比不真实感更难治疗。目前有限的经验是:用多奈哌齐和茴拉西坦治疗,各有两例有效;用安非他酮、舍曲林、舒必利、齐拉西酮、噻奈普汀、乙酰半胱氨酸治疗,各有 1 例有效。

五、精神自动症

意识分为外意识和内意识,外意识是用以感知自己说或做的外在言行,而内意识是用以感知自己说或做的内在动机。当外意识不足时,不能识记所说或做的外在言行;当内意识不足时,不能理解所说或做的内在动机。人格解体时通常是内意识先减退,外意识后减退。当内意识减退而外意识保留时,病人意识到自己言行,但不理解自己为什么要这么说或做,好像自己说的或做的都不经过大脑,是自动完成的,称精神自动症。

（一）意识层面

1. 前意识浅层:当内意识降至前意识浅层而外意识保留时,则对言行能意识到,事后能回忆;而对言行的内在动机模糊,事后不能清晰回忆。例如,"我发微信,都是随便发发而已,事后根本想不出发微信的内容。"

2. 潜意识浅层:当内意识降至潜意识浅层而外意识保留时,则对言行能意识到,事后能回忆;但对言行的内在动机意识不到,事后不能回忆。例如,"我几乎没有高中(知识)的记忆,答卷都是靠肢体记忆,不过脑子写出来的"。

病人有时能感受到内意识在下降,例如,"我嘴里背单词,背着背着就不知道自己在想什么了";有时内意识又突然出现,例如,"我在自动化言语期间突然醒来,我怎么在说话?"

3. 潜意识深层:当内意识降至潜意识深层而外意识保留时,则对言行能意识到,事后能回忆;对言行的内在动机不但意识不到,而且坚决否认是自己的动机驱动,认为是异己力量驱动的,干什么事总会感到"是谁在控制我的身体"。如果认为是附体精灵在控制,则是着魔妄想;如果认为是外部的心灵控制器在控制,则是影响妄想。所以,着魔妄想和影响妄想都继发于精神自动症,而抗精神病药对精神自动症的效果差,故对着魔妄想和影响妄想的效果也差。

（二）言语自动症

精神自动症由言语自动症和行为自动症组成，故言语自动症是精神自动症的一部分。当人格解体的内意识减退时，意识自我主见的自制性减退，病人信口说话，导致轻度赘述、不能守密。

1. 轻度赘述：病人说"人家说一句，我说一句，很多都没经大脑加工过"。由于没经大脑加工过，所以言语缺乏概括力，显得轻度赘述。

2. 不能守密：由于没过脑子就回答，所以对国家机密、个人隐私、别人隐私、别人忌讳，都会脱口而出。当病人意识到这种严重后果时，说话过于拘谨，或干脆不说话。

（三）等位症状

1. 注意减退或注意狭窄：注意是意识的焦点。当内注意减退或内注意狭窄，而外注意保留时，所做所为就是精神自动症。

2. 灵魂模糊和灵魂缺失：当灵魂模糊时，内意识进入前意识状态；当灵魂缺失时，内意识进入潜意识浅层状态，此时所做所为就是精神自动症。

3. 思维缺失：主诉自己在机械地说或做，但不知是怎么说出来或做出来的，这是精神自动症；主诉自己什么都不会，但却做得全对，则是思维缺失。其实这是一个症状的两个棱面，强调对自己说或做的不理解是精神自动症；强调自己什么都不懂是思维缺失。

（四）治疗

1. 托莫西汀：有病例报告，服托莫西汀 25 mg/早，改善精神自动症，之后又停滞不前，增至 40 mg/早，先有点效果，后又停滞不前。

2. 乙酰半胱氨酸：有病例报告，服乙酰半胱氨酸颗粒 600 mg/d，当天对精神自动症起效，增至 1200 mg/d 后，脑子清晰度改善 20%。

六、灵魂障碍

灵魂是意识的自我主见。灵魂障碍包括灵魂模糊、灵魂缺失和灵魂出窍。

（一）灵魂模糊

灵魂模糊是意识的自我主见减弱，进入了前意识浅层，自我主见的清晰度↓和熟悉感↓。

1. 清晰度↓:对自我主见的感知模糊,但还承认自我主见的存在。例如,"灵魂感受不明显、不清晰,但未完全消失""自我感被罩住,而不是消失"。

2. 熟悉感↓:感知自我主见逐渐减少,而感觉别人的主见正一点一点地渗入自己体内,将自我主见一点一点地被挤走。意思是对自我主见的熟悉感在逐步减退,其尽头是不认识自己的灵魂,而认为这是别人的灵魂。

(二)灵魂缺失

灵魂缺失是感知不到"自我主见",而直觉主见唤醒,表现为依赖别人和没主动性。

1. 依赖别人:因为体验不到"自我主见",所以没了主心骨,与人说话畏缩、没底气。只能以别人的主见为主见,被推着去高考、考研、上班;以别人的情感为情感,别人快乐我快乐,别人抑郁我抑郁。以别人的行为为行为,室友上学我上学;室友吃饭我吃饭;因为完全依赖别人,自己成了别人的一部分,所以,"我与别人融为一体"。

2. 没主动性:因为感知不到"自我主见",也就没了自我精神,剩下的躯体就像是傀儡或演员,做事没主动性,活着没意思,想死;不知道自己是谁,为此而感到恐惧。

(三)灵魂出窍

正常情况下,灵魂与躯体黏合的密不可分。当面对不可应付的应激时,躯体中的灵魂极度不安,要与躯体分离。轻的是灵魂在体内骚动;重一些是灵魂与躯体的黏合力降低,躯体就像是衣服大了一码,穿在身上不贴切;再重一些是灵魂与躯体明显距离,灵魂难以操控躯体,觉得操控躯体很沉重;再重一些是灵魂飘出躯体,即灵魂出窍。灵魂出窍后留下没灵魂的躯体,就出现躯体人格解体和"出神","出神"是注意减退的重症形式,表现为什么都不想、发呆,此时眼神涣散、面无表情,就像西游记里的孙悟空元神离体,躯体还坐在那里发呆。灵魂飘出后,有飘浮和自窥两种形式。

1. 飘浮：灵魂就像是断线的氢气球，越飘越远，在空中穿梭，什么也看不见，心里发虚，伴有恐惧感。这可能是意识/同时丧失了自我主见和躯体感受，直觉主见苏醒，因感受不到躯体而飘起来。

2. 自窥：灵魂离体后，就停在离躯体不远处，看着自己的躯体，这是自窥性幻视，具有不鲜明和一过性的特点。病人说，"我睡在客厅沙发上，灵魂离我 2～3 米，在左上角俯看着我，色泽偏暗。"说明幻视的色泽并不鲜明。"灵魂飘出后，飘到 10 多米处的高空看着自己，4～5秒后又回到自己身上。"反映了幻视仅为一过性。从机制上讲，是自我主见和躯体感觉沉入潜意识后，意识既感知不到自我主见，又感知不到自我躯体，正为此惶恐。潜意识深层的自我体像存根，通过伪装，以假性幻视的形式进入前意识浅层，故能看到并不清晰的自我幻像（自窥性幻视）。

（四）鉴别诊断

病人说，"我好像不存在了一样"。这时要追问：是精神不存在了？还是躯体不存在了？前者是灵魂缺失，后者是躯体感觉缺失。

（五）影响因素

1. 加重因素：精神应激（如失恋或争吵）、躯体应激（如气闷或天阴）、疲劳和催眠、服用帕罗西汀或喹硫平，均可加重灵魂缺失或灵魂出窍。

2. 减轻因素：躯体刺激（颤抖、咬手指、一阵猛跑）、分散注意（例如与人聊天）、饮酒，均可减轻灵魂缺失或灵魂出窍。

第四节　人格解体障碍的治疗

一、佚事有效的药物

目前，美国食品药品管理局并未批准任何药物治疗人格解体障碍，表 11-1 是我们在临床试用中得出的佚事经验，由于无效者不能被完整记录下来，故无法计算其有效率。

表 11-1　药物治疗人格解体有效的症状谱

机制	药名	非真实感	躯体人格解体	注意减退	记忆缺失	旧事如新症	思维缺失	情感缺失
拟 γ-氨基丁酸能	氯硝西泮	+(3)		+		+		
	劳拉西泮	+						
	阿普唑仑	+						
	丙戊酸钠			+				
拟胆碱能	多奈哌齐				+(2)		+	+(2)
抗胆碱能	苯海索	+(2)						
拟 NE 能	安非他酮							+
	度洛西汀	+	+					
	托莫西汀							+
拟多巴胺能	拉莫三嗪	+(3)	+	+				
	舍曲林	+		+				+
	舒必利	+						+
	溴隐亭	+						
抗 5-HT₂ₐ 受体	噻奈普汀						+ *	+
	赛庚啶	+	+					
	利培酮	+						
	齐拉西酮	+						+
拟谷氨酸能	乙酰半胱氨酸	+			+			+(2)
其他药物	碳酸锂	+						
	茴拉西坦				+(2)			+(2)

"+"表示 1 例有效,至少改善 30% 以上,"+(2)"表示 2 例有效,"+(3)"表示 3 例有效。
" * "有效至少持续 1 天以上,但易发生耐受。

　　目前试用无效的有金刚烷胺、黛力新、加巴喷丁、三磷酸腺苷二钠片,恶化人格解体的有奥氮平、普拉克索,引发人格解体且停药后仍不消退的有帕罗西汀、艾司西酞普兰。

　　二、药物有效的频度

　　并无正式的有效率数据,仅凭临床经验。较常见有效的有氯硝西泮、拉莫三嗪、乙酰半胱氨酸;次常见有效的有多奈哌齐、苯海索、噻奈普汀;再次常见有效的有度洛西汀、舒必利、利培酮。其他有效概率更低。

三、药物的应用

1. 选择：根据症状选择，人格解体目前伴有焦虑、失眠，宜选氯硝西泮（抗焦虑、抗失眠），而不宜选拉莫三嗪（增加警醒，引起失眠）；人格解体目前伴有抑郁，宜选度洛西汀（抗抑郁），而不宜单用氯硝西泮（加重抑郁）；人格解体目前伴有强烈自杀愿望的，宜选碳酸锂（防自杀）和丙戊酸钠（稳定心境）；人格解体目前伴有疲倦、思睡的，宜选拉莫三嗪（增加警醒，减少睡眠）和乙酰半胱氨酸（增加警醒）；人格解体目前伴有无法自制的手淫，宜选用氯硝西泮和（或）利培酮，而不用溴隐亭；人格解体以记忆差和思维缺失为突出的，宜选多奈哌齐、茴拉西坦；人格解体以情感缺失为突出的，宜选多奈哌齐、乙酰半胱氨酸。

2. 起效和耐受：治疗人格解体通常是当天见效，有的病人说，服用5分钟就起效，那是心理作用。但这些药物有效后，可能几天或十几天后又渐失效，所以至少等一周，再评价疗效。

3. 用法：小剂量开始，一周部分有效（改善20%以上）的可适当增量，如有进一步改善，过一周还可增量；如无进一步改善，就维持该剂量；如有效，但效果不满意，可添加另一种药物；疗效自发消退（这是经常发生的）则停药，换另一种药物；如果开始用药治疗一周，改善不足20%，则果断换药。药物要一种一种地试，出现疗效或副作用，才易找出原因。但有时病情较急，容不得你一种一种从容地加，例如，病人思维缺失、失眠、焦虑、急得想自杀，一开始就用碳酸锂联合氯硝西泮。

4. 用药种类：有效的病人最终可能联合3～4种药物治疗。这些病人经常会习惯性熬夜，故氯硝西泮常为基础药物。

四、治疗难度

相对来说，非真实感比情感缺失易治疗一些。经常是非真实感缓解了，情感缺失尚未缓解。其他症状的治疗难度则在非真实感与情感缺失之间。

五、有效的机制

1. 抑制性药物：人格解体是一种脑抑制状态，部分是通过焦虑、恐惧、精神应激引起脑过度警醒，超出了脑承受的范围，转而引起保护性抑制。苯二氮䓬类药物抗焦虑、恐惧、精神应激,抑制了脑过度警醒反应,使脑解除保护性抑制,人格解体缓解。部分人格解体病人发作前并无焦虑、恐惧、精神应激,只是原发性能量代谢不足引起的脑抑制,再服苯二氮䓬类药物将加重脑抑制,恶化人格解体。故人格解体病人服用苯二氮䓬类药物治疗,有的改善,有的恶化。

2. 兴奋性药物:对原发性能量代谢不足引起的脑抑制,可试用警醒性药物,包括拟胆碱能、拟去甲肾上腺素(NE)能、拟多巴胺能、拟谷氨酸能药,从服用效果来看,以拟多巴胺和拟谷氨酸药希望最大,拟胆碱药次之,拟 NE 能药最差。

3. 抗胆碱药物:按理,拟胆碱药与抗胆碱药相拮抗,拟胆碱药对人格解体有效,那抗胆碱药应恶化才对。可是,确有抗胆碱药苯海索服用后明显改善的,当然不是用拟胆碱药有效的那个人。不同的人格解体个体,发生机制可能不一样。抗胆碱药有效的机制可能是通过减退了注意力和记忆力,从而减少了对人格解体的关注,降低了脑能量代谢,像苯二氮䓬类药物一样,缓解了脑能量代谢的应激,改善了人格解体。

4. 抗 5－HT_{2A}受体药物:因为人格解体障碍病人常伴焦虑,所以自然会选用选择性 5-羟色胺回收抑制剂,可是对人格解体毫无效果。有的病人原来没人格解体,服帕罗西汀或艾司西酞普兰反倒引发了人格解体,且停药后,人格解体症状还固定下来了。故推测,5-羟色胺(5－HT)诱发和引起人格解体,这就为用抗 5－HT 药物治疗人格解体提供了理论依据。用抗 5－HT 药物赛庚啶偶尔有效,该药除抗 5－HT 能以外,还有抗胆碱和抗组胺能,机制并不专一。噻奈普汀抗 5－HT 能机制单一,易观察疗效,可是,噻奈普汀也只对部分病人有效。后来发现,利培酮和齐拉西酮对人格解体可能有效,由于拟多巴胺能药物有效,所以这种有效不可能是阻断多巴胺能引起,有可能是抗 5－HT_{2A}受体引起。赛庚啶和噻奈普汀都是非特异性抗 5－HT 能,其中抗 5－HT_{1A}受体与抗 5－HT_{2A}受体效应相互拮抗,从而相互抵消部分疗效。从这个角度上考虑,丁螺环酮和坦度螺酮部分激动 5－HT_{1A}受体,有可能对人格解体有效。

六、预后

人格解体病人经常童年就曾有一过性发作(短至 1 分钟),以后是发一次,发作持续时间就延长一次,等症状固定一段时间后,病人才来看病。

1. 有效率:经过各种药物治疗,约 1/4 的人格解体障碍有效。也有完全恢复的病例,且不是个别。其中由失恋引起的人格解体,远期预后较好。

2. 二次用药:许多人格解体病人第一次用药有效,停药再发,再用该药就无效,这不是药效变差了,而是人格解体变难治了。

3. 原发性比继发性人格解体难治:继发性人格解体能找到病因,包括抑郁、焦虑、社交恐怖、失眠和熬夜。这些病因缓解,人格解体随之缓解。

第十二章 潜意识理论

弗洛伊德将意识分为意识、前意识、潜意识三层,我们在临床应用中发现,这不够用,有必要做更细的分类。本章将描述意识的新分层及其应用。

第一节 意识分层

一、意识分层的来源

1. 意识到和意识不到:正常人能清晰感知到自己的精神活动,会习以为常地认为,感知到就是有,感知不到就是没有。可是,人格解体病人感知不到自己的思维,却能正确回答问题。这就意味着:有些精神活动,你虽然感知不到,但它依然存在。这样,精神活动就被一分为二,感知到的称意识到,感知不到的称意识不到。

2. 意识与前意识:能意识到的精神活动也有清晰和不清晰之分,当你做数学时,时不时会想到待会去打篮球的念头,但此时做数学的思路是清晰的,而打篮球的念头是不清晰的,清晰的感知到叫意识,不清晰的感知到叫前意识,"前"就是"还不到"的意思,前意识就是感知清晰度比意识差一级。

3. 前意识浅层和前意识深层:在前意识过程中,对联想事物的模糊程度又有差别,一种是轮廓尚清晰,但细节则含糊,例如,抢我东西的那个人是个男的,穿着夹克,偏矮胖,头发稀少,五官长啥样记不起来了,这种前意识的模糊程度算是轻的,叫前意识浅层;另一种是只剩下一个轮廓,里面的细节一概不知,例如,抢我东西的那个人是一个黑衣人,其他什么都记不起来了,这种前意识的模糊程度较重,称前意识深层。

4. 潜意识浅层和潜意识深层：精神活动感知不到的部分称意识不到。意识不到的精神活动叫潜意识，"潜"就是"潜在水下"，感知不到。可是，潜意识内容有时也会进入意识，使你感到意外。例如，平静下来时，脑中突然冒出一个灵感。如果你感到"这个灵感是我脑中冒出来的"，说明你认为这个灵感来自自己，它在潜意识里埋得较浅，称潜意识浅层；如果你感到"这个灵感是神给我的"，说明你认为这个灵感不是来自自己的，而是来自异己的，它在潜意识里埋得较深，称潜意识深层。

5. 意识基层和意识上层：在清晰意识到的精神活动中，由于与私我欲望的亲疏关系不同，意识专注度也有差别。例如，单位来了一万只西瓜，让你这个工会职员计算一下，每个职工分几只，这跟你的个人利益没什么关系，调动不了你的热情，所以计算是一种平静的专注，称意识基层；如果领导安排你首次出国与外商洽谈贸易协定，对你是一种信任，你带着饱满热情去商谈，专注度比平时为高，这称意识上层。

6. 超意识和后超意识：如果纪委查出你的巨额资产来历不明，让你交代出每笔资产的来源，这时你会绞尽脑汁地回忆每笔资产的来源，思维清晰度比平时高，但极不愉快，且反复纠缠地想此事，这称超意识。如果将你移交司法机关，法官让你当庭陈述资产来历，你首次上法庭，十分惊慌，该答的答不上来，脑子一片空白，由超意识进入前意识或潜意识状态，这种脑因过度兴奋而转入保护性抑制状态，称后超意识。

二、意识分层与神经传导

神经递质-受体-受体后生物级联活性（为便于叙述，下称神经传导活性）正常，则感知清晰，称意识到；神经传导活性轻度增强，则感知非常清晰伴精神振奋，称意识上层；神经传导活性高度增强，则感知非常清晰伴烦躁和不愉快，称超意识；当进一步刺激时，则神经传导抑制，跌入前意识或潜意识水平，称后超意识；神经传导活性不足，则感知模糊，称前意识，神经传导活性轻度不足为前意识浅层，神经传导活性重度不足则为前意识深层；神经传导活性完全中断则感知不到，称潜意识。大脑内部电极的数据显示,在同一时间内,可能 A 区呈睡眠脑电图模式,而 B 区呈觉醒脑电图模式,即 A 区是潜意识状态,B 区是意识状态。

1. 潜意识浅层的心理活动为何有自我属性:当潜意识浅层的心理活动由休眠唤醒时,意识与该心理活动区重建神经联系,你会认为那是自己的心理活动。从感知不到到感知到,你会像发现"新大陆"一样,"喔,我还有这一心理活动!"

2. 潜意识深层的心理活动为何无自我属性:当潜意识深层的心理活动由休眠唤醒时,意识与激活的潜意识未建立神经联系,于是意识感知不到潜意识深层唤醒的心理活动。只能感知该心理活动的外在化表现(如幻听、被强加的行为),所以病人认为:那不是自己的心理活动,而是外来知觉或异己力量强加给我的行为。

3. 潜意识浅层与局部麻醉相似:当肢体局部麻醉时,只是阻断了痛觉神经,并未阻断触觉和深感觉神经,故病人虽失去痛觉,但仍有触碰感、牵拉感,承认被麻醉的肢体是自己的肢体。

4. 潜意识深层与神经麻痹相似:右顶叶脑梗塞,引起的感觉神经麻痹,对左侧肢体完全失去知觉,病人又看到左侧肢体的存在,故认为左侧肢体不是自己的。

三、意识宽度、耗能

1. 意识宽度:神经传导活性维持着意识,神经传导活性正常,意识就清晰,并有一定的意识宽度。神经传导活性减退,除了意识清晰度下降外,意识宽度也变窄,所以从意识-前意识浅层-前意识深层-潜意识,意识宽度像漏斗一样由宽变窄。打个比方,晚上开台灯,亮度足以看书,相当于意识;亮度只够用遥控器调电视频道,当于前意识浅层;亮度只够起夜时不撞到桌椅,相当于前意识深层;关掉台灯,一片漆黑,相当于潜意识。

2. 意识耗能:千字文上说:"心动神疲"。就是持续专注某事后,心里会觉得累。如果焦灼地持续专注某事,即超意识,则累得更快;如果充满热情地持续专注某事,即意识上层,累得慢一些;如果平静地专注某事,即意识基层,则累得更慢;而"散虑逍遥"是注意不专注,即前意识浅层状态,不易疲劳;坐在那里发呆,脑子虽醒,却什么也没想,即前意识深层状态,不但不疲劳,而且还有休息作用,而深睡(慢波睡眠)期间无梦,相当于潜意识状态,不但不疲劳,而且能修复疲劳。假定越易导致疲劳的状态,耗能越多,耗能由大到小依次为超意识>意识上层>意识基层 >前意识浅层>前意识深层,而潜意识则是修复能量的。

四、小结

1. 意识层:意识是清晰的感知,意识层包括意识基层和意识上层。意识基层是心境平静而清晰的感知,相当于做中等难度数学题的那种警醒水平;意识上层是心情愉快而精力充沛的清晰感知,相当于轻躁狂和典型躁狂发作时。

2. 前意识层:前意识是模糊的感知,包括前意识浅层和前意识深层。前意识浅层是感知事物尚能模糊地达知觉水平,就像近视眼的人不戴眼镜看夜市一样,有些朦胧,但马路、车辆、商铺尚能识别;前意识深层感知事物模糊到感觉水平,只能感知到"有"或"无",就像视力下降到"指数"或"光感"的水平一样。

3. 潜意识层:潜意识是完全感知不到但又确实存在的心理活动,包括潜意识浅层和潜意识深层。潜意识浅层的联想一旦苏醒,个体还承认那是自己的心理活动;潜意识深层的联想一旦苏醒,个体就不承认那是自己的心理活动。进行性遗忘是脑中的部分记忆信息已被破坏,相应心理活动已不存在,不能再称潜意识。

4. 超意识层:当处于意识层时,感知和联想是清晰的,舒适的;当意识过度警醒时,感知和联想由清晰变刺激,由刺激而感到情感不适,这是超意识层。

5. 后超意识层:当意识警醒到皮质无法承受时,就会启动保护性抑制机制,警醒度降至不到意识基层的水平,称后超意识,即由超意识转为前意识或潜意识状态。

第二节　意识和自我的发育和衰亡

一、意识的发育和衰亡

1. 发育:刚出生的新生儿是没有意识的,通过哭表达温饱需求,母亲及时予以满足;之后模糊分辨出哭能叫动哪些人,这时前意识开始形成;之后能清楚分辨出哭能叫动人的身份(爸爸妈妈、爷爷奶奶),这时意识开始形成;再往后,入脑的信息越来越多,不可能都放在可感知的平台上,常用的不忘(前意识浅层),不常用的记忆模糊(前意识深层),久置不用的忘掉(潜意识),以节省维护记忆的成本。

2. 衰亡:从青少年(13～19 岁)到年轻老人(60～74 岁),新知识不断输入,不常用的旧知识不断移向前意识深层和潜意识沉积,故前意识深层和潜意识的容积在不断增大。到了真正老人(75～89 岁)后,意识警醒性下降,意识的烛光越来越弱,越来越力不从心。到阿尔茨海默病或脑血管性痴呆晚期,意识的烛光熄灭,只能用前意识浅层去思考和交流,故糊涂。

二、自我的发育和衰亡

1. 自我身份的形成:当新生儿时,只要能哭,母亲就满足其饮食冷暖需求,故新生儿认为,自己与母亲是一体的,没有自我身份。后来渐渐发现,有时母亲不在,自己哭也没人应,这才感到,自己与母亲是分开的,于是有了"自我身份"的概念。

2. 直觉主见的形成:有了自我身份后,逐渐明确我要什么,不要什么,我喜欢什么,厌恶什么,这就有了主见,这种主见是感性的,无道理可言的,故称直觉主见。

3. 自我主见的形成:随着意识的发育,接受外界的教育和约束逐渐增多,得出理性判断,意识中的直觉主见不断添加了理性判断,结果需要与约束形成一个折中,成为感性和理性混合的自我主见,自我主见毕竟有感性的一面,在涉及自我利益的评判上,很难绝对公正,多少会护短。所以,每个人都是站在自己的立场上说话的。相反,潜意识中的直觉主见没有受外界教育和约束的机会,无法得出理性判断。即使在病理状态下,潜意识苏醒,能感受到外界的教育、约束,但由于不够专注,所以学不会理性判断,故潜意识的直觉主见始终是感性的。

4. 自我主见消失:当意识基层降至前意识时,自我主见模糊。感性:理性的比值增大,这时以感性为主;当降为潜意识时,自我主见消失,直觉主见苏醒(也可理解成自我主见的理性完全消失,只剩下感性)。抑郁的自我主见功能减退,由轻到重可出现下列症状:① 当自我主见的果断性减退时,出现犹豫不决(例如,晚上 11 点了,是点外卖呢? 还是不点呢? 点吧,睡前吃东西会胖;不点吧,又想吃);② 当进入前意识浅层时,自我主见清晰度减退,导致"追求目标变得不明确";③ 当进入前意识深层时,自我主见模糊一片,导致"我不知道该干什么好";④ 当进入潜意识时,完全感知不到自我主见,此时直觉主见苏醒,出现精神自动症,感到"我是一具没有灵魂的行尸走肉"。

5. 直觉主见消失:当人格解体很重时,现实意识、躯体意识、精神意识都意识不到。病人说,"就像是被车辆撞倒的瞬间,什么都不知道了,但内心深处还知道有个我的存在"。这时直觉主见消失,但"自我身份"还在。意识障碍进一步加深,自我身份消失,回到无我状态。例如,人格解体病人说,"我与他人,周围环境融为一体,感觉不到我是独立的"。所以,发育的顺序是无我→自我身份→直觉主见→自我主见,消失的顺序则恰好相反,自我主见→直觉主见→自我身份→无我。

第三节 直觉主见

直觉主见是感性的,无道理可言的。其特点是:① 冒出联想就信,例如妄想、幻觉;② 临机应答:例如,人格解体的思维空白,虽不理解别人在说什么,但却能靠直觉临机应答,且回答正确;③ 直觉判断:凭直觉判断利害,从而在行动上趋利避害,例如被刑事拘禁期间,癔症病人潜意识觉得,自己要是痴呆,就不会负刑事责任,于是潜意识就装痴呆(Ganser 综合征);④ 易受暗示:直觉主见缺乏理性分析和甄别能力,别人一说就信,故癔症病人易接受暗示治疗;⑤ 缺乏逻辑推理能力：因为直觉主见只靠直觉反应，缺乏逻辑推理能力，故思维内容松散、矛盾百出。例如，直觉主见编导着梦境剧情，导致梦境剧情内容松散、矛盾百出。

一、原发性妄想

1. 妄想的认识过程：多巴胺升高，激动边缘系统的 D_2 受体，能增加潜意识浅层的探索性。潜意识浅层没有自我主见，只有直觉主见，直觉主见靠感性去猜测事实的原貌，这种猜测与真正事实有出入，甚至毫不相干。而直觉主见缺乏理性收集证据验证的过程，直接把猜测当事实，所以错得很荒唐，这就是原发性妄想信念。当这种妄想信念进入意识时，自我主见的感性与直觉主见的感性相同，引起共鸣，觉得妄想是对的，无需通过自我主见的理性去验证，故对妄想无自知力。即使别人苦口婆心地劝说，自我主见也不动心。就像是夜间巡逻兵得到通知，今晚见到任何人都要问口令，当碰到自己的巡逻队长时，难道还需问口令吗？这一免检过程，导致大错。所以自我主见不用理性来验证，即使受过再高的教育，也不能识别原发性妄想的错误性，故妄想与所受教育的程度不相称；因为直觉主见是感性的，与自我欲望有关，所以妄想内容一定涉及自我利益，与自我调节有关；因为原发性妄想携带直觉主见，无道理可言，所以妄想"荒谬离奇"；因为用直觉主见判断外界事物，所以与外界接触越多，得出的歪曲信念就越多，故妄想"不断泛化"；在意识看来，这种油然而生的信念自己虽深信不疑，但无道理可言，难以说服别人，故妄想不愿跟别人说，"不愿暴露"。你让病人去判断其他病人的妄想，因为没有感性因素的干扰，他能正确判断。唯独判断自己的妄想，因为感性因素的干扰而不能正确判断，这就是精神分裂症的认知分裂。

2. 妄想内容取决于内心的向往：对爱情的向往引导直觉主见指向钟情妄想；对仕途的向往引导直觉主见指向被培养妄想；对被帮助的向往引导直觉主见指向援助妄想；对财富的向往引导直觉主见指向财富夸大妄想；对能力的向往引导直觉主见指向能力夸大妄想；对社会地位的向往引导直觉主见指向身份夸大妄想；对名门后裔的向往引导直觉主见指向非血统妄想。

3. 妄想的内容取决于内心的恐惧：怕被人议论的恐惧引导直觉主见指向关系妄想；怕被跟踪的恐惧引导直觉主见指向跟踪妄想；怕暴露隐私的恐惧引导直觉主见指向监视妄想和内心被揭露感；怕被人迫害的恐惧引导直觉主见指向被害妄想；怕配偶不忠实的恐惧引导直觉主见指向嫉妒妄想。

因为这些向往或恐惧可能只存在于潜意识，所以妄想个体可能察觉不到这些向往或恐惧，从而否认这些向往或恐惧。

4. 阻断多巴胺 D_2 受体治疗妄想：如上所述，妄想的发生机制是多巴胺升高，激动边缘系统的 D_2 受体，增加了潜意识浅层的探索性，刺激了直觉主见的猜测能力。用抗精神病药阻断边缘系统的 D_2 受体，衰减潜意识浅层的探索性，抑制了直觉主见的猜测能力，故妄想松动、瓦解和消失。

5. 原发性妄想的内容不影响抗精神病药的选择：妄想的内容与个体潜意识的向往和恐惧有关，即与个体潜在的价值观有关。抗精神病药不影响潜在的价值观，只衰减妄想本身，故妄想内容对抗精神病药的选择没参考价值。

二、幻听

1. 言语性幻听不可能驳斥原发性妄想：精神分裂症的言语性幻听内容很丰富，但从不会驳斥病人的原发性妄想，例如，病人感到周围人要害他，幻听绝不会说："你想多了，没人害你"。幻听只可能与原发性妄想相唱和，例如，病人坐在长途车上，突然感到周围人要对他谋财害命（原发性妄想），这时幻听告诉他，"快把钱包扔了（可以保命）"，于是病人把钱包扔出窗外，声音又说："把羽绒衣扔了（可以保命）"，病人又把羽绒衣扔出窗外。因为幻听和原发性妄想都来自直觉主见，直觉主见不可能在同一时间内表达相反的看法，只可能表达一致的看法。

2. 命令性幻听：命令性幻听携带直觉主见，而意识的自我主见是感性和理性的混合产物，其中的感性与直觉主见的感性是一致的，所以自我主见对命令性幻听的判断力就出现盲点，理所当然地会认为命令性幻听说得对，应执行；即使少数病人自我主见中的理性克服这一盲点，判断其不合理性，拒绝执行，但也会感到心理压力，因为这违背了自己的感性。

3. 幻听引起的继发性妄想：幻听携带直觉主见说出的话,病人就信,例如,病人在盐城的家里看店,幻听说:"快走,警察要来抓你。"病人立即关上店门,乘长途汽车逃到南京。这是幻听引起的被害妄想。因为幻听携带了直觉主见,也就携带了感性成分,自我主见的感性与直觉主见一致,自我主见对言语性幻听的判断力就出现盲点,相信幻听的话,引起继发性妄想。所以,幻听引起的继发性妄想与原发性妄想的共同点是:自我主见的感性与直觉主见的感性相同,导致对妄想丧失批判力。不同点是:幻听引起的继发性妄想是在意识层面的联想形成的,而原发性妄想是潜意识浅层的联想形成后,然后进入意识层面。

4. 幻听吸引病人的注意力：有的幻听出现时,病人像听耳机一样,只给予部分注意力,主要注意力还在做其他事情(如做功课、说话、听音乐);有的幻听一出现,病人立即放下手中的一切事情,凝神去听。幻听对病人的吸引力至少有三个因素在起作用:① 幻听音量:音量越大,吸引注意越多;音量越小,吸引注意越少。② 自我主见的感性强度:感性越强,病人越关心,吸引注意越多;感性越弱,病人越不关心,吸引注意越少。③ 自我主见的理性强度:理性越弱,病人越当真,吸引注意越多;理性越强,病人越知其假,吸引注意越少。

三、被动体验和新人格

1. 被动体验：被动体验是潜意识深层的直觉主见操纵的情感和行为。意识的自我主见感知不到潜意识深层的直觉主见,不知是谁在操纵情感和行为,所以判断是异己的情感和行为,将异己的情感和行为解释为受外力(如电磁波)控制,就是影响妄想;解释为受内力(如狐狸精)控制,就是着魔妄想。

2. 双重人格：出现新人格是潜意识深层的直觉主见通过化装,以新人格身份混入意识层面,并挤走意识层面的原有人格,原有人格退入前意识,看着新人格在意识层面控制情感和行为,等新人格表演"累"了,退入前意识,原有人格再进入意识,接管新人格,控制情感和行为,这是双重人格,由于原有人格退入前意识期间并没睡着,而是看着新人格的作为,所以事后对新人格的表演能回忆。

3. 交替人格: 出现新人格是潜意识深层的直觉主见通过化装,以新人格身份混入意识层面,并挤走意识中的原有人格,原有人格退入潜意识浅层休眠,没看见新人格在意识层面控制情感和行为的过程,等新人格表演"累"了,退入潜意识深层,原有人格从潜意识浅层苏醒,进入意识,接管新人格,控制情感和行为,这是交替人格。由于原有人格在退入潜意识浅层期间是休眠的,没看见新人格的所作所为,故事后对新人格的表演过程无记忆。

4. 着魔妄想与出现新人格的鉴别: 着魔妄想事后能回忆,交替人格事后不能回忆,故易鉴别。着魔妄想与双重人格较难鉴别。如果病人在感知异己情感和行为的同时,也感知到新人格在操控,是双重人格;如果病人先感知异己情感和行为,后推断(而不是感知)是某种内力(如魔鬼附体)在操控,是着魔妄想。

四、催眠状态

1. 催眠状态唤起的并非记忆原型: 在催眠期间,由意识降至前意识界面,超我被催眠,超我对潜意识的抑制力下降,潜意识唤醒,潜意识的直觉主见根据自己的意向,以潜意识和前意识中的联想为原型,编成一个幻像或短剧。该剧情已不是最初的联想,而是将既往听到、看到、想到的内容整合加工后,形成这一短剧,所以,这一短剧不是记忆的原型。例如,范黎著《心理禁区(2)》中的病例徐乐,催眠期间看到父亲两手紧紧掐着她的脖子,醒后忆述,以前母亲在与父亲吵架后,母亲向徐乐哭诉:"你生下后不久,因为是女孩,父亲不高兴,曾动手想掐死你,是我把你救出来的"。而在徐乐自己的印象中,是不存在这种事的。这是将听到的事情当作亲身经历的事情,在精神病症状学中,这叫假性记忆。正因为催眠中的幻像不能作为真实记忆,故麻醉分析的询问结果,不能作为司法的直接有效证据。

2. 催眠状态可找到心理创伤的伤口: 尽管催眠状态所见的幻像,不能反映早年的真实记忆,但对了解病人的心理创伤还是有意义的。第一,当事人至少感知过这些信息,具备相应的知识;第二,当事人在平生感知的海量信息中,唯独挑选这些信息编成一短剧或幻像,这是当事人的直觉主见决定的,所以,短剧中的幻像最能反映当事人内心深处的情感。例如,一位 50 多岁的抑郁女性,早年父母青海支边,生下了她,因高原反应不停腹泻,故送回内地外婆家抚养,外公因出身不好,被发配做环卫工人,心情经常不快,与外婆吵嘴,不愉快的家庭氛围使病人蒙上一层孤独的阴影。在催眠治疗期间,她看到了一个 5 岁的小女孩(实为她小时的自己)依着门框,特别孤独,当时眼泪就流出来了。对别人来说,看到这幅特写,要设身处地去想,才能悟出小女孩的孤独,而当事人,一看到这个幻影立即流泪,说明这幅特写是直击当事人的心理创伤的。谁最了解自己? 自己的直觉最了解自己,直觉主见编出的幻像或短剧,一定是反映病人最在乎的那件事,而自我主见的感性与直觉主见的感性一致,故最容易被感动。不管怎么说,对小女孩"孤独"身影的流泪,反映了病人曾经的心理创伤。

3. 心理创伤未必能用心理治疗治愈:心理咨询师让这位 50 多岁的抑郁女性回家说出来:去同情并拥抱那个小女孩。当事人尝试做了,但总觉得做得刻意,并没有坚持好好做。如果是我,我会告诉当事人,你曾经孤独,可你现在已经不孤独了,但你依然害怕孤独,又不能用理性和事实说服,说明心理治疗对你无效,只能用精神药物去迟钝情感,缓解这种害怕。

4. 催眠状态可发掘潜意识能力:潜意识思考比意识思考更不受社会约束,更个性化、情绪化、浪漫化,有时能达到意识思考达不到的效果。故诗人、画家、书法家为了发掘潜意识思维,会在醉酒时吟诗作画写草书,反而能达到清醒时达不到的效果。因为酒后皮质抑制,前意识的超我对潜意识的管控放松,潜意识思维易进入意识,在诗书画中表现出来。李白斗酒诗百篇,张旭酒后狂草,傅抱石擅长酒后作画,皆属此类。由于潜意识思考比意识思考更情绪化、更浪漫,也就更不理性,所以你听说过酒后治国、酒后治军、酒后作战成功的例子吗? 没有。

五、梦境

(一)梦境的情节

1. 梦境有情感性:梦境的情节是潜意识的直觉主见编导的,直觉主见是感性的,故梦境都是情感性的,涉及自己的欲望或恐惧。自己是梦境情节的参加者,不是旁观者。

2. 梦境情节的连贯性差:直觉主见无道理可言,想一茬是一茬,缺乏前后逻辑性,故梦境的情节连贯性差。

3. 梦境人物前后可以不统一:梦境的同一人物,上一秒钟还是张三,下一秒钟就变成李四。因为直觉主见无道理可言,想到哪个人物,就变成哪个人物,梦境时自我主见模糊,察觉不出前后人物的不统一性。

4. 梦境情节的跳跃性:梦境中准备去某地,刚刚上路,就已到达。因为直觉主见想到哪个情境,就进入哪个情境,无道理可言。梦境时自我主见模糊,故察觉不出这种跳跃的异常性。

5. 无法预测梦境的下一步情节:当梦境时,自我主见感知不到潜意识的直觉主见,直觉主见下一步如何编导梦境,自我主见全然不知,故无法预测梦境的下一步情节。

(二)征用前意识联想

1. 梦中的熟人熟地:前意识感知不到潜意识联想,但潜意识能感知到前意识联想,直觉主见在编导梦境故事时,可征用前意识和潜意识的联想,梦到熟悉的人物和地点,就是征用了前意识联想;梦到陌生的人物和地点,是征用了潜意识联想,或是对前意识联想进行了重组。

2. 噩梦:白天的心理冲突会留下记忆痕迹,入睡后潜意识苏醒,直觉主见能感知到前意识的这些记忆痕迹,将心理冲突的内容编入梦境,表现噩梦。这就可以解释,创伤后应激障碍、焦虑症病人的噩梦多。

3. 做同一主题的梦:例如,经常梦到来不及赶火车,说明潜意识的直觉主见感知到前意识的这种担心,编导梦境时才经常反映出这一担心。

4. 梦醒连梦:例如,你正在做梦,闹铃响了,你伸手把闹铃按停,想再躺一会,回回神,眼睛一闭,感觉自己在穿衣、起床、洗脸、刷牙、过一会眼睛一睁,还躺在床上没动,刚才的"穿衣、起床、洗脸、刷牙"还是一场梦。因为闹醒后,进入意识基层,因警醒的能量不足,随后又进入前意识层,直觉主见知道前意识当前的愿望是什么,于是编出"穿衣、起床、洗脸、刷牙"的短剧。

第四节 自我主见

自我主见是感性与理性的混合物,即带有情绪的理性主张。一个人如果情绪反应过强,则强烈的情绪会把事实的价值抬得过高,引起超价观念;如果一个人情绪反应过弱(例如情感淡漠),则淡漠的情绪会把事实的价值看得过低,出现低价观念(例如,对自己的退学、离职、离婚都无所谓);如果一个人情绪反应过强,做事务求完美,自我主见的理性虽认为不必,但不得不听命于感性,即强迫观念。如果一个人在自我主见发育过程中,理性发育较差,感性占了上风,则遇事就易出现冲动行为,事后你问他是怎么想的,他说不出所以然来,因为他根本就没认真想过。自我主见有 5 个属性,包括自制性、果断性、坚持性、自觉性、灵活性。

一、焦虑的自我主见

焦虑时过度警醒,进入超意识层,此时的自我主见随之进入超意识层,其中感性:理性的比值升高,在分析问题时带有较大的情绪性,后者易产生疑病超价观念、体像超价观念、牵连超价观念、被害超价观念。

1. 自制性减退:自我主见的理性知道有些事情想做,但不能做,称为自制性。焦虑在分析问题时有较大的情绪性(感性),自制力会减退,如果疑病,会不断上网查文献、网上咨询医生、反复去医院问诊和检查,花费了大量不必要的钱财;如果对自己的体像不满意,会去医院做整形。自我主见的理性知道这样做很过分,但不能自制。

2. 果断性减退:自我主见的理性能决定这件事该不该做,称为果断性。焦虑在分析问题时有较大的情绪性(感性),会不适当地放大潜在风险性。既期望医生治疗,又害怕药物副作用,经常是看了药物说明书就没敢用药,这是理性的果断性减退所致。

3. 坚持性减退：自我主见的理性能决定这件事情该不该坚持做下去，称为坚持性。焦虑在分析问题时有较大的情绪性（感性），故对焦虑相关事宜会不适当地坚持下去（例如，不断去看病）。而理性对该做的正事（学习、工作）很难坚持下去，故焦虑做正事的坚持性减退。

4. 自觉性减退：自我主见的理性知道自己的追求目标是什么，应该去做什么，称为自觉性。焦虑在分析问题时有较大的情绪性（感性），故对焦虑相关事宜做得非常自觉（例如，上网查文献）。而对该做的正事投入精力较少，故理性对做正事的自觉性减退。

5. 灵活性减退：自我主见的理性能够调整自己的追求目标，或者目标不变，调整追求目标的行为，称为灵活性。焦虑在分析问题时有较大的情绪性（感性），明知焦虑所做的事很过分、多余，但强烈的焦虑难以将注意转移到其他正事上去，故理性的灵活性减退。

尽管自我主见随着焦虑的警醒性升高而进入超意识层，但自我主见中的感性：理性比值有了很大的升高，导致自我主见的情绪化增高，理性化降低，导致自我主见的 5 个属性均减退。

二、躁狂的自我主见

躁狂时过度警醒，进入意识上层，此时的自我主见随之进入意识上层，其感性：理性的比值在上升，在分析问题时，感性对理性的冲击性较大，易产生夸大超价观念。

1. 自制性减退：躁狂时自我主见增强，自我主见中感性：理性的比值上升，感性中强烈的欲望驱使病人乱花钱。起初，理性与感性尚在对峙中，病人说，"不买又难过，买了又后悔"。躁狂加重后，感性：理性的比值占绝对优势，完全丧失理智，就是要买，家人不给钱就闹、毁物、打人、甚至威胁要自杀。

2. 果断性增强：躁狂症的自我主见增强，自我主见中感性：理性的比值上升，感性中强烈的情绪会驱使病人快速做出重大决定。由于理性思考不足，做出的决定往往是灾难性的。例如，一名大学助教，既往无经商经验，躁狂后毫不犹豫地辞职下海开公司，公司就设在高级宾馆内，结果不到半个月，就因交不起宾馆钱而被发现有精神失常，强行送住精神病院。又如，一位男性发躁狂以后，看不上自己的妻子，非要与妻子离婚,怎么劝也不听,最终与妻子离婚,躁狂缓解后,后悔不已。所以,这里的果断性增强实为武断性增强。

3. 坚持性增强/减退:躁狂症的自我主见增强,自我主见的感性:理性比值上升,感性中强烈的情绪支撑着病人在短期内持续做一件事情。例如,躁狂病人可为健身而过度锻炼,导致轻度横纹肌溶解症,这是坚持性增强。不过,躁狂受注意转移的干扰,一件事情还没做完,就去做另一件事情,这是坚持性减退。

4. 自觉性增强/减退:躁狂症的自我主见增强,自我主见的感性:理性比值上升,感性中强烈的情绪促使病人自觉做事,所以躁狂病人的自觉性增强。可是,由于受躁狂的注意转移干扰,躁狂病人一件事情还没做完,就去做另一件事情,导致自觉性减退。

5. 灵活性增强:躁狂症由于注意转移,会不停地改变追求目标,这种灵活性增强导致目标变化太快,结果一事无成。躁狂的灵活性增强还表现在随口说谎、能言善辩上。

三、抑郁的自我主见

抑郁时警醒度下降,进入前意识层,自我主见随之进入前意识层,自我主见的感性和理性都模糊不清,在分析问题期间,情感低落的感性比理性相对占优势,易产生自责超价观念、贫穷超价观念。

1. 自制性减退:当抑郁发作时,因为"三低",自我主见的感性出现自杀观念,希望通过自杀来摆脱病痛。但自我主见的理性知道,这样做是愚蠢的,与自杀观念展开斗争,求助于家人、医生。可是,随着抑郁的加重,自杀观念越来增强,当自我主见下降到前意识深层时,理性模糊到难以感知,这时,就没有什么能阻挡自杀观念了,只要监护人不在身边,就随时可能跳楼、自缢或服药过量。

2. 果断性减退:抑郁症的自我主见减退,当感性和理性相持不下时,对一件小事都决定不下来。例如,今晚是洗澡呢? 还是不洗澡呢? 洗澡嫌累,不洗又嫌脏。当做一系列事情时,自我主见会给做事排个先后顺序。例如刷牙→洗头→洗澡。可是抑郁症病人的自我主见下降,连这个简单顺序也排不出来,端着脸盆,脸盆里有刷牙缸、牙刷、牙膏、洗发精、肥皂、洗脸毛巾，不知该先做哪一样。故抑郁症的果断性减退。

3. 坚持性减退：抑郁症因精力不足，尽管自我主见有学习愿望，但常坚持不下去，以致于刚复学几天就退回来了；抑郁症由于体力不足，尽管自我主见有运动计划，但很难实施。

4. 自觉性减退：抑郁症病人的自我主见由意识层降至前意识浅层时，自我主见中的感性减退，对自己追求的目标兴致减退，对理性知道该做的事情也变得消极。当自我主见进一步降至前意识深层时，就失去追求目标，自己不知该干什么好。

5. 灵活性减退：抑郁症生病后由于精力、体力减退，已无力达到既定追求目标，但由于自我主见的灵活性减退，依然死死不肯降低追求目标，导致既达不到既定目标，又徒增悲伤。

四、人格解体的自我主见

人格解体因脑能量不足，由意识层降至前意识层或潜意识层，当降至前意识层时，自我主见模糊，导致掌控自己、指挥自己的能力减退（灵魂模糊），自我主见中的感性先发育，理性后发育，后发育的先被抑制，故理性比感性先被抑制，此时病人凭着自己的感性，还能心不在焉地说和做（亚精神自动症）。当意识降至潜意识层时，自我主见消失，病人找不到指挥自己做事的那个东西（灵魂缺失），此时直觉主见苏醒，代替自我主见说和做（精神自动症）。

1. 自制性减退：当人格解体的意识降至前意识时，理性比感性更模糊，说话变随意，不考虑别人的感受，事后记忆模糊；当意识降至潜意识时，自我主见消失，直觉主见苏醒，直觉主见只有感性，没有理性，说话更随意，且事后不能回忆说话内容，故人格解体的自制性减退。

2. 果断性减退：当人格解体的意识降至潜意识时，自我主见消失，自己没了主张，别人让自己做什么，直觉自我就做什么（暗示性增强）。所以，人格解体的果断性减退。

3. 坚持性减退：人格解体的意识降至前意识时，自我主见模糊，操控躯体做事的能力下降，增加了做事的难度；当意识降至潜意识时，自我主见消失,不知该做什么,此时直觉主见苏醒,按照自己的感性随意去做,故人格解体的坚持性减退。

4. 自觉性减退:人格解体的意识降至前意识时,自我主见模糊,追求目标模糊,做的自觉性减退,例如,没以前那么好学,没以前那么有责任心。当意识降至潜意识时,自我主见消失,不知自己需要什么,更不知自己该做什么。由直觉主见去支配说和做,即精神自动症。所以,人格解体的自觉性减退。

5. 灵活性减退:人格解体的注意狭窄,是病人忽略对外注意,专注于脑内的不适感。尽管医生劝其不要专注于脑内不适感,但毫无效果,这是注意灵活性减退。人格解体的岛状思维,导致病人的联想局限在很窄的范围内,无法突破出去,这是思维灵活性减退。

第五节　每个意识层的特点和功能

一、特点

(一)意识层

1. 反应慢:要感知清晰、思路清晰、动作准确,就不能太快,所以,清晰的感知是需要一定的时间来保证的。学习新事物,一开始都是生疏的。例如,开始学键盘打字,打"study"这个词,满盘找 s 键,按下后,再满盘找 t 键,这就是意识过程,需要时间。

2. 专注度高:在意识背景下,专注度高,这样才能感知清晰、思路清晰、口齿清晰、动作准确。假如感知模糊(导致频繁错觉)、思维混浊、口齿不清、动作不准,那就有意识障碍。

3. 操作准确而慢:在意识背景下,动作准确,但较慢。例如,初学打字时满盘找一个字母,动作青涩,虽然慢,但出错少。

4. 回忆清晰:意识层的感知清晰、思路清晰、动作准确,事后回忆当然也清晰。

(二)前意识层

1. 反应快:前意识比意识的反应快,快就不能清晰感知。例如,

1971 年在日本举行的第 31 届国际乒乓球锦标赛,庄则栋发的弧旋球,动作很快,日本球员怎么也接不住,于是日本球员利用全程摄像,回去用慢镜头播放,逐段分析庄则栋发弧旋球的动作,这是将庄则栋的前意识动作放到意识层面去研究。

2. 专注度低:前意识比意识的专注度低,故执行动作的准确度就差,失误也多。当人格解体时,意识降至前意识层面,专注度低,在家行走时经常会撞到桌椅;动作精度减退,打字经常出错。醉酒时进入前意识状态,驾驶失误率高。

3. 操作半自动化:例如,当熟练打字时,对键盘的字母还未看清,一个成语就已打出来了。

4. 回忆模糊:精神病人自语,事后问他说什么,答:"没说什么"。因为他自语时处于前意识浅层,联想模糊,故事后记忆模糊,只能敷衍你"没说什么"。当病人有冲动行为时,意识并没有细想,前意识就半自动化执行了,事后问他当时是怎么想的,病人答不上来,因为当时就没细想过。

（三）潜意识层

1. 反应快:潜意识也能感受到感官(如听、视、嗅、味、触)信号,结合原有知识和私我愿望,得出直觉主见,直觉主见是感性的,判断快,出错率高。例如病人看见别人在说笑,就以为是在说他、笑他,因为私我愿望参与其中,所以别人做什么,都觉得与他有关。

2. 专注低:注意是意识的焦点,意识抑制,注意也就抑制,所以在潜意识背景下,对行为的专注力低,表现得心不在焉,丢三落四。神游症就是如此,因缺乏注意,故自我照顾能力差,神游一个月回来,身上会很脏。

3. 操作自动化:当直觉主见操纵潜意识说话和做事时,一切都在自动化中进行,不经过意识。病人感到奇怪,我也没过脑子,怎么就自动在说和做了?

4. 状态记忆:当意识和前意识完全抑制时,对潜意识操作的自动化行为无记忆。例如,朦胧状态事后无记忆。可是,当下次再进入潜意识状态时,对上次的潜意识状态行为又可能有记忆,说明当潜意识苏醒时,对既往潜意识的行为是有记忆的;而当回到意识状态时,潜意识休眠,所以才对潜意识的行为遗忘。当然,当潜意识苏醒时,也可对既往的潜意识行为不能回忆。因为潜意识的体量很大,当一部分苏醒时,另一部分还在休眠,对休眠的部分自然不能回忆。

（四）超意识层

超意识层的特点就是将意识层的特点放大了。

1. 反应过强:超意识的警醒度过高,故对感知、联想和情感的反应都过强,表现感觉增强、注意增强、记忆增强,超价观念、易激惹、强迫、焦虑、恐怖、心绪不良和心绪不良性躁狂。

2. 专注很高:超意识的警醒度过高,使病人感到刺激和不适,病人被刺激和不适所吸引,而对学习、工作的注意减退。

3. 操作浮躁:因为被刺激和不适所吸引,所以对操作的专注减退,既没心思做,又想赶快做完,故操作浮躁,完成质量下降。

4. 回忆清晰:病人过度专注刺激和不适,故事后对刺激和不适记忆清晰,而对学习和工作的注意减退,记忆模糊。

表 12-1 概括了每层意识的特点。

表 12-1　每层意识的特点

	反应	专注	操作	回忆
意识层	慢	高	准确而慢	清晰
前意识层	快	低	半自动化	模糊
潜意识层	快	低	自动化	状态记忆
超意识层	强	很高	浮躁	清晰

二、功能

（一）意识层

1. 清晰的自我主见:意识的自我主见清晰,自我主见是意识的灵魂,人是靠自我主见支配精神活动。当意识退入前意识时,自我主见变模糊,抑郁病人说:"我不知活着的目的是什么,整天就像一具行尸走肉一样"。当意识退入潜意识时,自我主见消失,人格解体病人说:"我找不到指导我做事的那个东西。"

2. 遴选和推送功能：意识窗口像手机视频的播放窗口那样窄，同一时间只能清晰感知一个事物，如想同时感知两个事物，则必须调远焦距，才能让两个事物都进来，而对每个事物的感知清晰度就会下降。遴选功能是根据自我主见的需要，有选择地放前意识浅层联想进入意识窗，使之有序进入意识窗。当遴选功能减退时，就不能按照自我主见的需要选择联想。这时病人就会答不切题，表现思维散漫或思维破裂。对进入意识窗的信息，如果自我主见觉得可满足私我欲望的，可向意识上层推送；如果自我主见觉得威胁自身安全的，可向超意识层推送。

3. 适当察觉潜在危险性：意识的自我主见能从环境输入的信息中适当察觉其危险性。

4. 自我主见的审核功能：正常人与人交谈时，通过前意识的超我和意识的自我主见进行审核，以滤掉对方忌讳的话题，避免交谈的不愉快。当意识退入前意识时，这两种审核功能均减退，病人说话无顾忌，易得罪人。一位抑郁女性照顾住院的妈妈，不知妈妈还能活多久，于是问妈妈："你什么时候死啊？"妈妈听了很生气。

（二）前意识层

1. 模糊的自我主见：当癔症发作时，皮质处于催眠相（前意识状态），自我主见变模糊而不起作用。此时潜意识的直觉主见苏醒，接受潜意识"装病对自己有利"的暗示，就开始装病。如果装的是躯体疾病，则为转换性障碍；如果装的是痴呆，则为 Ganser 综合征或童样痴呆。在另一场合下，潜意识又暗示"装病对自己不利"，直觉主见马上撤销装病。例如，一位女孩跟爸爸出门，感到脚不能走路，要爸爸背；可是，跟妈妈出门，知道妈妈背不动她，就自己能走。

2. 遴选和推送功能：当前意识的能量增强时，前意识的超我对潜意识的抑制能力增强，限制潜意识联想进入前意识/意识，遴选作用增强。当前意识的能量适度时，将前意识深层的联想向前意识浅层推送，将前意识浅层的联想向意识基层推送，这样，联想就依次变清晰。意识层联想流动（意识流）起来。躁狂的这种推送能力强，联想变清晰，意识流加快，表现思维奔逸；抑郁的这种推送能力弱，联想变模糊，意识流减慢，表现思维迟缓。

3. 对潜在危险的感知迟钝:意识的自我主见能从环境输入的信息中察觉潜在危险性,当降至前意识时,这种察觉能力变弱,恐惧感下降。醉酒时处于前意识状态,对犯法的恐惧感下降,经常滋事。被麻醉药催眠的妇女降至前意识状态,对危险察觉能力减退,易被拐走。

4. 超我审核:前意识的超我能抑制潜意识的苏醒,并抑制已苏醒的潜意识联想进入前意识或意识层。当个体处于前意识状态时,超我的抑制能力减退,诱导潜意识苏醒,潜意识联想化装进入前意识层,表现妄想幻觉。

（三）潜意识层

1. 直觉主见:直觉主见是感性的、无道理可言的原始性思维(儿童思维)。当潜意识苏醒时,直觉主见就作为潜意识的灵魂,操纵潜意识活动。癔症的转换性障碍如果接受了医生的暗示,是直觉主见采信了医生的暗示。如果未接受医生的暗示,是直觉主见未采信医生的暗示。

2. 遴选和推送功能:不论是前意识超我的抑制能力减退,还是多巴胺 D_2 受体兴奋促进的潜意识苏醒,都不可能将所有潜意识联想唤醒,而是对潜意识联想有选择性地唤醒,这种选择性取决于私我欲望的迫切性,当感到私我的安全欲望受威胁时,就会引起噩梦,引起与被害有关的妄想幻觉。在睡眠期间,前意识超我的抑制能力减退,潜意识苏醒,将其联想推送到前意识,引起梦境。当前意识状态时(如癔症或抑郁发作时),前意识超我的抑制能力减退,潜意识苏醒,将其联想推送到前意识层,引起妄想幻觉。在觉醒期间,如果多巴胺 D_2 受体兴奋,促进潜意识苏醒,潜意识联想也向前意识或意识层推送,一旦推送成功,引起妄想幻觉。当推送即将成功但尚未成功时,则疲劳(下午、傍晚)、抽烟、情感应激、躯体应激(如动眼危象)、躯体机能状态下降(如月经前一周)时,才诱发妄想幻觉。

3. 对潜在危险的认知歪曲:潜意识的直觉主见能从环境输入的信息中判断潜在危险性,但经常会有所歪曲,明明没人害他,病人偏认为有人害他。

4. 直觉主见审核:在潜意识苏醒期间,直觉主见也有最基本的审核功能。例如,人格解体病人主诉自己没主心骨,想讲什么就讲什么,乱发朋友圈,发完就忘了,但也没惹出什么麻烦,说明直觉主见还是有最基本的审核功能的。

（四）超意识层

超意识层比意识层更加警醒,所以对意识层的四种功能均有增强。

1. 自我主见增强：当超意识时,自我主见功能增强,暗示性降低。焦虑、恐怖病人渴望得到医生的保证（例如,保证他没患艾滋病,保证他的症状不是癌症）,但获得保证后很快又产生疑问,寻求再保证,这是暗示性降低,故焦虑、恐怖病人对心理教育的治疗效果差。同样,超价观念和强迫观念,心理教育也不能撼动其分毫。超意识的暗示性降低与潜意识的暗示性升高恰好是两个相反的极端,暗示性降低是医生怎么讲他也不全信,暗示性升高是医生一讲他就信。

2. 遴选和推送功能增强：当超意识的遴选功能增强时,前意识浅层的联想多被阻挡在超意识外,很少能进入超意识,此时觉得脑子一片空白,想不出任何主意。这就可以解释,一个平时主意很多的人,当过度紧张时,却想不出任何主意；一个平时侃侃而谈的人,到了重要的正式场合,却因过度紧张（社交恐怖）而张口结舌。当超意识的自我主见增强时,感性：理性的比值升高,放大假想的威胁,提高警醒性,终致皮质不能承受,引起保护性抑制,进入后超意识状态。例如,由极度害怕变得情感麻木。

3. 夸大潜在危险性：当超意识时,会夸大从环境输入信息察觉到的潜在危险性,从而引起焦虑和恐怖。氯硝西泮降低警醒性,使之从超意识降至前意识,而前意识对潜在危险性不敏感,故能抗焦虑、抗恐怖。

4. 自我主见的审核功能增强：当焦虑病人进入超意识时,自我主见的审核功能过强,导致焦虑病人说话谨小慎微,事后会花很多时间审核已说过的话,生怕造成不良后果。

表12-2概括了各意识层的功能。

表 12 - 2 各意识层的功能

	主见	遴选和推送	察觉潜在危险	审核者
意识层	清晰的自我主见	有遴选功能	适当	自我主见
前意识层	模糊的自我主见	有推送功能	迟钝	超我
潜意识层	直觉主见	有推送功能	歪曲	直觉主见
超意识层	自我主见增强	遴选功能增强	夸大	增强的自我主见

第六节 每层意识的症状和治疗

一、症状

1. 意识基层:当意识基层能量充足,潜意识又不苏醒时,则精神状态正常。当意识基层能量不足,自我主见的果断性下降,表现为犹豫不决。当脑能量代谢不足时,意识的联想退入前意识浅层,导致伴灰暗感的抑郁(忧郁)、(环境)不真实感、躯体不真实感、注意减退、记忆模糊、思维模糊、情感模糊和灵魂模糊。当脑能量代谢进一步不足时,意识的联想退入潜意识浅层,表现为现实缺失、躯体感觉缺失、注意狭窄、分离性遗忘、思维缺失、情感缺失、精神自动症和灵魂缺失。

2. 意识上层:意识上层表现为轻躁狂和典型躁狂症状,此时精力旺盛,自我感觉良好。

3. 超意识:超意识表现为感觉增强、注意增强、记忆增强、超价观念、易激惹、强迫、焦虑、恐怖、心绪不良和心绪不良性躁狂。故强迫、焦虑、恐怖、心绪不良、心绪不良性躁狂常伴有感觉增强、注意增强、记忆增强、超价观念和易激惹。

4. 前意识浅层:当前意识浅层能量代谢过盛时,将大量联想推送至意识基层,意识基层警醒度上升至意识上层,导致躁狂的思维奔逸。此时,病人为跟上加快的联想,说话速度加快,当快到前意识的超我和意识的自我主见来不及审核时,说话就易得罪人。

5. 前意识深层:当脑能量代谢不足时,前意识浅层的联想下降到前意识深层。表现为:① 内感性不适:其不适感难以清楚描述。例如,脑子像血管堵起来一样难受。② 巫术思维:感到做什么就吉祥,不做就不吉祥,但说不出具体理由。例如,病人碰别人衣服一下,就要再碰一下,碰 1、3、5 次不吉祥,碰 2、4、6 次才吉祥,但说不出理由,引起强迫性触碰。或者做一系列固定的动作就吉祥,不做就不吉祥,但说不出具体理由。例如,炉门关 6 次,才算放心,这是强迫性仪式动作。因为"果"在意识层,说得清;而"因"在前意识深层,说不清。③ 说不出理由的情绪:例如,莫名害怕、莫名生气或发脾气,说不出理由;病人自笑,说想到好笑的事,却说不出具体内容。这是"情绪"在意识层,"理由"在前意识深层。

6. 潜意识浅层:当处于意识基层状态,过高的多巴胺能激动 D_2 受体,导致潜意识浅层联想苏醒,并化装混入意识基层时,表现为原发性妄想、思维插入、强制性思维、自我口吻的幻听(如思维鸣响、思维回响、思维被监听)。当意识和前意识抑制,潜意识浅层苏醒时,还可表现为神游症。

(1)思维插入和强制性思维:思维插入和强制性思维不携带直觉主见,病人只感到是意外冒出的思维,这些思维不影响自我主见的判断力。

(2)自我口吻的幻听:自我口吻的幻听也不携带直觉主见,其内容不影响自我主见的判断力。

(3)神游症:此时意识和大部分前意识内容[包括传记性记忆、身份(和环境)识别装置]沉入潜意识浅层,潜意识浅层缺乏注意力,故做事心不在焉、丢三落四;传记性记忆沉入潜意识,故不知道自己的生活履历、家在哪、有什么亲友;身份识别装置沉入潜意识,故丧失了自我定向(不知道自己的姓名、年龄、职业);环境识别装置沉入潜意识,故不认识当下的环境。此时潜意识浅层的直觉主见苏醒,面对"陌生"环境,又不知道家在哪,于是离开陌生环境,盲目地去找家,开始漫游。漫游期间一般常识性知识未沉入潜意识,故知道买票、乘车、买吃的、住宿,知道遵纪守法。即使遇见熟人,因不认识而擦身而过,不会求助,不会问自家在哪;即使熟人向他打招呼:"你去哪?"他会心不在焉地敷衍一句"去逛逛",或根本不理睬,熟人看不出他有病,也不会拦他;他也不会求助警察,因为此时不知道自己的身份,求助警察都不知从何说起;他身上有手机,手机上有通讯录,但他却不会打个电话让亲友来接,因为他的传记性记忆丧失,通讯录上的人被视为"陌生人",会删除这些"陌生人"名单,即使这些"陌生人"打来电话,他也视作陌生电话不接,或即使接了,也因不认识而挂断。这样,他就掐断了一切可求助的途径。他会用身份证住店,却不会注意到身份证上的自我身份信息和住址,所以仍不知道自己的家在哪。如果只漫游一夜,还不会吃多少苦,毕竟身上一顿饭的钱总是有的,在马路上逛逛歇歇,恍恍惚惚混上一夜,次日回家后难以回忆去哪儿了,懒得说话,数小时恢复如常。如果漫游一个月、甚至一年,事前无准备,身上的钱早已用完,路上可就要吃苦了。等到传记性记忆有点恢复,就有希望回家了,例如,病人神游一个月后,终于想起一位朋友,在附近城市的小旅馆里给这位朋友打了电话,让这位朋友来接他回家。

不要以为到家就正常了。一位神游症发作达成年累月的病人,刚到家依然沉默少语,表情冷淡,很少说话,对探望他的朋友也不全认识,对家人的记忆恢复是缓慢的,所以即使到家,传记性记忆恢复依然不全,依然处于前意识状态,这种状态要持续几天到2周,才能恢复。到家后,传记性记忆和身份(和环境)识别装置逐渐苏醒,而漫游期间的潜意识言行不能回忆;在漫游期间,潜意识言行有时片刻进入前意识状态,故事后有模糊的片段记忆。例如病人在外漫游1年,事后能回忆曾在一个凉亭里睡过觉,曾在地上捡到过十几块钱,曾在一个晚上坐在一座楼前的台阶上想家,但又不知道家在哪,从而感到很伤感。

7. 潜意识深层:过高的多巴胺能激动 D_2 受体,导致潜意识深层的联想苏醒,并化装混入意识,表现为他人口吻的幻听(例如读心症、思维被广播)、其他幻觉、被动体验和出现新人格(包括双重人格和交替人格)。

二、潜意识苏醒的条件

在病理状态下,意识的警醒减退诱导潜意识苏醒,或者中枢多巴胺 D_2 受体活性增高促进潜意识苏醒。

1. 诱导潜意识苏醒:当癔症或抑郁发作时,进入前意识状态,超我抑制潜意识的能力减弱,诱导潜意识苏醒,潜意识浅层的联想化装进入意识,表现为妄想;潜意识深层的联想化装进入意识,表现为幻觉。

2. 促进潜意识苏醒:激动多巴胺 D_2 受体能唤醒潜意识联想,当唤醒到一定程度时,能突破前意识超我的抑制,化装进入意识,其中潜意识浅层的联想进入意识可表现为妄想;潜意识深层的联想进入意识可表现为幻觉。"摇头丸"是苯丙胺类衍生物,增加多巴胺传导,激动 D_2 受体,摇头丸也增加去甲肾上腺素传导,通过激动 α_1 受体,刺激多巴胺释放,激动 D_2 受体。正常人服用"摇头丸"也会引起妄想幻觉,但药效一消失,不再激动 D_2 受体,妄想幻觉就消失;当躁狂发作时,边缘系统的多巴胺和去甲肾上腺素释放增加,直接和间接激动 D_2 受体,引起妄想幻觉;躁狂缓解,多巴胺和去甲肾上腺素释放不再增加,妄想幻觉缓解;当急性精神分裂症发作时,边缘系统的多巴胺释放增加,激动 D_2 受体,引起妄想幻觉,当精神分裂症进入衰退期时,多巴胺神经元因过氧化而凋亡,多巴胺不再释放增加,妄想幻觉淡化,阴性症状为主。当脑血管病或阿尔茨海默病损害了 γ-氨基丁酸能神经元时,边缘系统的多巴胺脱抑制性释放增加,激动 D_2 受体,引起妄想幻觉。当脑血管病或阿尔茨海默病进一步损及中脑-边缘通路的多巴胺神经元时,多巴胺不再释放增加,妄想幻觉自发消失。

三、治疗

1. 防止警醒度高于意识基层水平:避免用拟去甲肾上腺素(NE)能药物(包括氟西汀、文拉法辛、度洛西汀、安非他酮)、拟多巴胺(DA)能药物(包括低剂量氨磺必利、拉莫三嗪、金刚烷胺、溴隐亭、普拉克索),这两类药物升高警醒性,促进进入超意识层,会恶化强迫、焦虑、恐怖、心绪不良、心绪不良性躁狂;避免失眠和过度疲劳,因为失眠和过度疲劳导致皮质功能↓→皮质-丘脑通路功能↓→丘脑感觉阀门开大→大量感觉信息涌入皮质→警醒度↑,当意识警醒度升至意识上层时,引起轻躁狂和典型躁狂;升至超意识层时,引起强迫、焦虑、恐怖、心绪不良、心绪不良性躁狂。

2. 防止警醒度低于意识基层水平:警醒度低于意识基层水平就进入前意识层。防止警醒度降低的办法是避免失眠和过度疲劳:因为失眠导致脑产能不足,避免过度疲劳导致脑耗能过多。如果睡眠已充足,也无过度疲劳,意识警醒度仍低,可用拟 NE 能药物或拟 DA 能药物治疗,以提高警醒度,用以治疗伴灰暗感的抑郁(忧郁)和人格解体。

3. 对前意识深层的进一步抑制:如果前意识深层有莫名焦虑或内感性不适,提高警醒度只能使焦虑和内感性不适的体诉明朗化,不如用氯硝西泮进一步降低警醒性,使之沉入潜意识层,病人意识不到,症状也就缓解了。

4. 防止潜意识苏醒:潜意识苏醒可引起妄想、思维插入、强制性思维、幻觉、被动体验、出现新人格(附体体验),抗精神病药阻断多巴胺 D_2 受体,衰减潜意识苏醒能力,可防止这些症状。

5. 诱导潜意识苏醒:现实缺失、躯体感觉缺失、注意狭窄、分离性遗忘、思维缺失、情感缺失、精神自动症和灵魂缺失,都是意识内容沉入潜意识浅层所致。拉莫三嗪、溴隐亭增加多巴胺能,提高潜意识苏醒能力,理论上改善这些症状,但实际上效果有限。

6. 防止后超意识发生:氯硝西泮降低警醒度,使警醒度控制在皮质可承受范围内,解除保护性抑制,后超意识引起的前意识和潜意识状态就随之缓解。这就是为什么用氯硝西泮反而能解除中枢抑制状态,改善精神应激引起人格解体的原因。

第七节　梦境的潜意识学说

一、做梦在前意识背景下发生

1. 梦的模糊性:做梦是在前意识背景下发生的,前意识是模糊的,故梦境是模糊的,梦境中经常是看不清文字的,或只能片段看清几个字。

2. 梦中经常闯祸：同样的应激场面，当觉醒时能冷静处理，在梦境中会有过激反应。因为当觉醒时，清晰的自我主见有辨认和控制能力；而到了梦境，自我主见模糊，辨认和控制能力减退，故梦境中常有攻击、杀人、闯祸，醒来惊出一身冷汗，所幸是一场梦。

3. 梦没有开头：梦的开头是从潜意识经前意识深层进入前意识浅层的，当经前意识深层时，梦境模糊到感觉水平，没有成型的感知，此时是没有记忆的。

4. 噩梦在最惊险时为什么会醒：噩梦在最惊险时（例如，坠楼、坠桥、坠崖），心提到嗓子眼儿，极度紧张，导致警醒度增加，前意识瞬间升至意识基层，醒了。

5. 梦醒后遗忘：做梦当时不遗忘，醒来后就易遗忘。因为在前意识背景下能回忆的事情，到了意识背景下就回忆不了，这叫状态记忆。为什么刚醒时还能回忆，完全醒后反而不能回忆呢？因为刚醒时尚未完全脱离前意识浅层状态，故能回忆。如果刚醒时努力将记忆维持到完全觉醒，则完全觉醒后依然能保持这段记忆。

二、做梦时传记性记忆抑制

自己已经 50 多岁了，还梦见在中学里紧张地考试，这是因为梦境时传记性记忆抑制，察觉不到梦境与自我履历的矛盾性。当梦中考试困窘时，感到紧张，警醒度上升，前意识层向意识基层移动，但还没有进入意识基层，仍在梦中，传记性记忆片段唤醒，蓦然察觉自己已 50 多岁，都当老师了，还考什么试？

即使上次梦中察觉到剧情的矛盾性，也不妨碍下次做同样的梦，再次进入中学时代考试，再次察觉不到自己的实际年龄。因为下次做梦时，传记性记忆又被抑制了。

三、做梦与白日梦的异同

1. 做梦与白日梦的共同点：两者的情节都有情感性、情节的连贯性都差，都可有跳跃性，都可以多次涉及同一主题，因为欲望和恐惧的心结不易改变。

2. 做梦与白日梦的不同点：做梦是在前意识背景下，由潜意识的直觉主见编导情节,输入前意识,模糊的自我主见无法感知和操控直觉主见,故当事人无法操控梦的下一步情节,也无法按自己的意愿终止梦境。做梦期间对外界的刺激基本感知不到,即使感知到,也会被直觉主见歪曲后融入梦中,例如做梦时,外界下起倾盆大雨,大雨的噪音融入梦境,却成了乱哄哄的会场噪音。梦醒后对梦境回忆不全,甚至完全遗忘。而白日梦是在意识基层背景下,由自我主见的感性编导情节,当事人可根据自我主见的理性操控下一步情节,可随时终止白日梦。白日梦期间对外界刺激的感知迟钝,但不会将外界刺激歪曲地融入白日梦中,事后对白日梦的内容基本能回忆。如果白日梦过长,也可因情节松散而难以记全。

四、梦境的分析

1. 梦反映愿望和恐惧:梦由直觉主见编导,直觉主见是感性的,他能反映当事人的愿望和恐惧。反复做性梦,反映其性欲未得到满足;反复做噩梦,反映其心理冲突尚未平息。

2. 梦的预报:梦只反映主观愿望,不反映客观真实,没有预报价值。之所以认为梦有预报价值,是因为直觉主见编导梦的内容,而用直觉主见去猜测现实,有两种可能性:一种是猜对了,便说梦有预报功能;一种是猜错了,便说梦是反梦(即反向预报)。例如,高考结束后,成绩出来以前,盼望自己能过一本线,梦到自己过了一本线。如果现实真的过了一本线,则梦有预报作用,如果没过一本线,则梦是反梦。

3. 梦真实反映了对熟人的印象:一个人对身边熟人的品行、遇事反应习惯、与自己的利害关系,心中都有一个印象,这个印象不但渗入自我主见中,而且也渗入直觉主见中。当梦到自己与该人交往时,该人在梦中的表现,是直觉主见塑造出来的,能真实反映自己内心深层对该人的印象(尽管该印象不一定客观)。直觉主见对该人有什么印象,就会在梦中给该人塑造什么角色。

五、多梦和少梦

1. 多梦:当创伤后应激障碍、焦虑症时,脑中去甲肾上腺素增加,促进潜意识唤醒。在入睡后,潜意识比平时苏醒早,苏醒持续时间延长,故多梦。文拉法辛、度洛西汀、米拉普仑、安非他酮、托莫西汀、米氮平、喹硫平增加去甲肾上腺素能传导,引起多梦。脑中多巴胺增加也促进潜意识唤醒,金刚烷胺、溴隐亭、普拉克索、低剂量的舒必利、低剂量的氨磺必利增加多巴胺能传导,引起多梦。

2. 少梦或无梦:慢性精神分裂症病人的脑中多巴胺能不足,难以唤醒潜意识。在入睡后,潜意识比常人苏醒晚,苏醒的持续时间缩短,故少梦;慢性精神分裂症病人思维贫乏,前意识联想少,故梦境内容单调。阿尔茨海默病病人的潜意识和前意识信息均遭破坏,故快眼动睡眠(做梦睡眠)时间缩短,推测也少梦。当严重人格解体时,潜意识层能量严重不足,即使入睡后,潜意识也不苏醒,可持续数年不做梦。

第八节　躁狂和抑郁对意识层面的影响

1. 宽度:警醒度就像一盏灯,靠近灯芯的地方最亮(意识到),离灯芯较远的地方较暗(前意识),更远的地方照不到(潜意识),当警醒度下降时,这盏灯变暗,靠近灯芯的地方照得稍暗(前意识),离灯芯较远的地方照不到(潜意识),即照不到的面积(潜意识)扩大,也就是意识的范围狭窄。故当警醒度降低时,意识清晰度下降与意识范围狭窄是同步发生的。当忧郁时,警醒之灯暗下来,有一种灰暗感,此时意识范围变窄,病人只能感知到让他纠结的不愉快内容,反复咀嚼,形成思维反刍(用同一思路反复想同一件事,且未得出新结论),思维反刍会加强不愉快情感,不愉快情感促成负面超价观念,甚至发展成罪恶妄想,忧郁时为何盯着不愉快的事想,而不关注愉快的事呢? 因为人的联想内容是与当时的心境相适配的,内心灰暗,只能唤起与灰暗相应的不愉快往事,很难唤起愉快的往事。

相反,当躁狂时,警醒度这盏灯变亮,进入意识上层,照亮的地方变宽,照得稍暗的地方也变宽,意识范围变宽,导致难以专注一点有效思考。当心绪不良性躁狂时,警醒度这盏灯进一步变亮,思维联想比以前清晰,回忆能力比以前增强,容易记起既往家人对不起他的事情,引起心绪不良,从而跟家人翻旧账,易激惹。

2. 长度:意识依赖于警醒度这盏灯,而警醒度这盏灯是要消耗脑能量的,脑能量有限,故警醒度的维持时间也有限,超过这个时间,意识清晰度就会减退,意识范围就会变窄,联想就会变困难,人就会疲倦思睡。但睡一觉后,脑能量再被充满。当轻躁狂时,脑能量充沛,警醒度这盏灯更亮,亮的持续时间比常人更长,进入意识上层,工作到深夜也不知疲倦。相反,当抑郁时,脑能量不足,警醒度这盏灯亮度较暗,亮的持续时间比常人更短,意识清晰度低,工作一会儿就精疲力尽。

3. 强度:意识与警醒度呈"倒U字形"相关,当正常-轻躁狂-急性躁狂-混合性躁狂-谵妄性躁狂时,警醒度这盏灯逐渐变亮,比喻成40瓦—60瓦—80瓦—300瓦—500瓦,当警醒度这盏灯处于正常亮度(40瓦)时,感知就清楚,人处于平静状态,称意识基层;比正常亮度稍亮一些(60~80瓦),就是轻躁狂和急性躁狂,"觉得世界明亮了",感知比平常更清晰,人感到精神振奋,称意识上层;亮度再亮一些(300瓦),就是混合性躁狂时的"脑内过于明亮",看事物耀眼,从而烦躁、喊叫、砸东西,称超意识;当亮度最亮时(500瓦),就像是烧断钨丝的灯泡一样,顿时暗了下来,这就是谵妄性躁狂,看东西反而感知不清晰(前意识)或感知不到(潜意识),从而认不识人,且事后遗忘,称后超意识。相反,当抑郁发作时,警醒度这盏灯逐渐变暗(例如降至3瓦),所照亮度和广度都下降,意识清晰度下降(进入前意识浅层),故事后回忆模糊;意识范围变窄,一部分感知不到,这部分事后不能回忆,这是谵妄性抑郁,谵妄性抑郁为时短暂(一天之内),只有主观感受,没有客观损害,也不影响抑郁的识别,故常为医生所忽视,统归为重性抑郁症。例如,长时间发呆多次,对刚浏览过的网页内容无印象,且摸到脸上有泪水,倒推当时是在发呆、流泪,而发呆、流泪时,自己并不知道。

第九节 躁狂和抑郁的幻觉妄想原理

当躁狂发作时,脑能量代谢过盛,这种过盛导致潜意识能量代谢也过盛,潜意识深层的联想化装突破超我,进入意识,出现幻觉;潜意识浅层的联想化装突破超我,进入意识,出现妄想;当抑郁发作时,脑能量代谢不足,当前意识能量代谢不足时,超我不足以抑制潜意识联想,潜意识深层的联想化装进入意识,出现幻觉;潜意识浅层的联想化装进入意识,出现妄想。所以,躁狂和抑郁都可出现幻觉和妄想。躁狂的幻觉妄想是潜意识功能增强所致,而抑郁的幻觉妄想是前意识超我的抑制能力减弱所致,其中躁狂比抑郁伴发的幻觉妄想更常见。治疗躁狂抑郁伴发的幻觉妄想,一方面是控制躁狂(如用心境稳定剂)或抑郁(如用抗抑郁药、拉莫三嗪),另一方面是用抗精神病药,通过阻断多巴胺 D_2 受体,衰减潜意识活性,从而缓解幻觉和妄想。

一、躁狂的幻觉妄想

1. 轻躁狂无幻觉妄想:轻躁狂因为增加脑能量代谢有限,增加潜意识能量代谢也有限,潜意识的联想活性不足以化装突破前意识的超我,进入意识,故不会有幻觉妄想。

2. 躁狂可伴有幻觉妄想:躁狂是每个意识层面能量代谢都增加,当潜意识的能量代谢增加与前意识的能量代谢增加成比例时,潜意识联想活性增加的同时,前意识的超我抑制能力也增加,故潜意识联想难以突破前意识超我的抑制,所以不会出现幻觉妄想,这就是不伴精神病症状的躁狂发作,当潜意识的能量代谢增加高于前意识的能量代谢增加时,则潜意识活性增加就高于前意识的超我抑制能力,潜意识联想就能突破前意识的超我抑制,进入意识,出现幻觉妄想,这就是伴精神病症状的躁狂;当潜意识愉快的联想进入意识,就出现与躁狂心境一致的幻觉妄想,当潜意识不愉快的联想进入意识,就出现与躁狂心境不一致的幻觉妄想,后者要考虑混合性躁狂的可能性。

3. 谵妄性躁狂的妄想幻觉:躁狂是每个意识层面的能量代谢都增加,当意识的能量代谢增加时,第次进入意识上层、超意识和后超意识,分别表现为轻躁狂/急性躁狂、混合性躁狂和谵妄性躁狂。当进入后超意识时,实际上是通过保护性抑制又回到前意识或潜意识界面,这时前意识的超我抑制功能下降,潜意识的联想化装后进入意识,出现幻觉妄想,由于保护性抑制的原因,潜意识的活性也较弱,故幻觉妄想不稳定,忽有忽无,较为片段。如果此时潜意识的活性弱于前意识的超我抑制能力,则虽然是谵妄性躁狂,并无幻觉妄想。严格地讲,谵妄是幻觉妄想+意识清晰度下降,但谵妄性躁狂则强调意识清晰度下降＋躁狂,而不强调幻觉妄想＋意识清晰度下降＋躁狂。

二、抑郁的幻觉妄想

1. 轻抑郁无幻觉妄想:轻抑郁因为脑能量代谢降低程度有限,前意识能量代谢降低也有限,超我对潜意识抑制能力的削弱不明显,潜意识没机会突破超我,进入意识,故轻抑郁不会有幻觉妄想。

2. 重性抑郁可伴有幻觉妄想:重性抑郁是每个意识层面的能量代谢都降低,当前意识的能量代谢降低与潜意识的能量代谢降低成比例时,潜意识仍没能力突破前意识的超我抑制能力,不会出现幻觉妄想,这就是不伴精神病症状的重性抑郁发作;当前意识的能量代谢降低幅度大于潜意识时,潜意识联想活性就大于前意识的超我抑制能力,潜意识联想就能化装突破前意识的超我抑制,进入意识,出现幻觉妄想,这就是伴精神病症状的重性抑郁发作;当潜意识不愉快的联想化装进入意识,就出现与抑郁心境一致的幻觉妄想,当潜意识愉快的联想化装进入意识,就出现与抑郁心境不一致的幻觉妄想,后者要考虑是混合性抑郁的可能性。

3. 谵妄性抑郁的妄想幻觉:谵妄性抑郁是每个意识层面能量代谢都降低,当前意识的能量代谢降低时,超我抑制能力降低,潜意识的联想轻易化装突破前意识的超我抑制能力,进入意识,出现幻觉妄想。可是,这时潜意识联想的活性也很低,故幻觉妄想不稳定,忽有忽无,较为片段。如果潜意识联想的活性弱于前意识的超我抑制功能,则虽然是谵妄性抑郁,但无幻觉妄想。严格地讲,谵妄是幻觉妄想＋意识清晰度下降,但谵妄性抑郁则强调意识清晰度下降＋抑郁,而不强调幻觉妄想＋意识清晰度下降＋抑郁。

附:怎样写精神科病历

一、怎样采集病史

写病历是医生的一个手记,看似流水账,实际上是为诊断、鉴别诊断和下一步治疗提供依据。应按下列三个节段来采集病史。

1. 向着诊断采集病史:当病人和病人家属(下称"家属")刚进诊室坐下时,医生并不知道病人患的什么病,因而发问:"怎么不好?"家属就告诉你病人哪里不舒服,又问:"何时起病?"家属就会告诉你最早何时出现症状,以及症状的演变过程。在家属讲述的过程中,医生心里就在判断,家属讲的可能是什么症状。一旦锁定症状的方向,便打断家属话题,问明细节,以坐实具体的症状。例如,家属说,病人自语自笑,医生马上意识到,这可能是对幻听的反应,遂问:"自语说些什么?"答:"他听到声音说,上级领导要培养他当干部",这是言语性幻听,于是你记录下来;再问:"还有什么?"就这样,一环一环地采集病史,直到够你做出诊断。

2. 向着鉴别诊断采集病史:家属说,病人开始是孤僻,怕见人,2个月后才听到耳中有人说话。你要警惕:"孤僻,怕见人"既可见于精神分裂症的先驱症状,也可见于抑郁症。于是问:"孤僻,怕见人时,情绪低不低? 有没有说过没意思,想自杀?"答:"有情绪低。"又问:"那后来耳中有人说话时,情绪是否还是低?"答:"是的。"再问:"那后来是情绪低先缓解,还是脑中有声音先缓解?"答:"脑中有声音先缓解。"好,你心中有数了,这是伴精神病症状的抑郁症。要进一步确定,是重性抑郁症? 还是双相抑郁症? 于是又问:"在病前或病后有没有一段时间话多、兴奋、精神过盛、自我评价高、乱花钱?"答:"没有",这是重性抑郁症;如答:"有",再问:"讲具体一些?"答:"去年暑假时,一个月花了几千块钱买游戏装备,自称要考清华、北大,其实他平时学习成绩一般,还报名参加英语班、日语班,上了几天就不肯去了"。你心里有数了,这是躁狂发作,应诊断为双相1型障碍。

3. 向着下一步治疗采集病史:当你采集的病史够诊断时,家属还在叨叨地讲。你就打断他,问:"为了这病住过几次院? 出院都诊断什么病?"前一句是快速跳过病史,后一句是看看你的诊断与既往医生的诊断是否一致。然后话锋一转:"目前服用的药量是什么?""目前(近一周)的主要症状是什么?"这样,在目前药量背景下,你需要处理什么症状,就很明朗了。为了降低你选药的盲目性,增加选药的准确性,还要问:"既往治疗该病时,用过哪些药有效? 有效药物的最高用量是多少?""哪些药物无效? 报出药名即可","哪些药物在多大剂量时出现过什么不可耐受的副作用?"

二、怎样做精神检查

1. 切入话题：精神检查就是医生向病人核实病史中各种症状的过程。所以这种医患交谈，医生是主动的，病人是被动的。为了消除病人的紧张，话题一开始应该是问病人极易回答且不感到尴尬的问题，例如："叫什么名字?""在哪里工作?"这样可使病人轻松地进入互动环节。然后再切入正题，例如，"听说你最近经常自语，具体说些什么?"

2. 记录每个症状的依据：医生在核实病史症状的过程中，尽可能发掘病人出现该症状时的内心体验，记录可归为精神症状术语的各个例子。为什么要记录这些例子呢?因为病人所讲的同一症状，不同医生可有不同的理解，会引发争议的。

3. 按心理过程的顺序列出：有了每个精神症状术语及相应的例子，然后按照感知、思维、情感、意志、行为、自知力的顺序，排列出来。例如，幻听、被害妄想、情感淡漠、意志缺乏、无自知力。

三、怎样写主诉

主诉位于现病史之前，但不是开始就写，而要等到现病史采集完，医生心里得出诊断后，再写主诉。因为主诉要求在20字之内，且提示诊断和病程。故只有先知道诊断，才能回过头来，从现病史中提取症状和病程，写成主诉。例如，"凭空闻语，说有电磁波控制她1年"。该主诉提示是精神分裂症。所以，主诉不是病人认为最痛苦的症状，而是医生认为最有诊断价值的症状和病程。

附录 精神病理学术语
（按拼音排序）